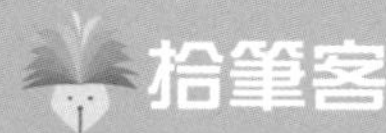
拾筆客

Sensible Gourmands

言 × 科學 × 真相

最有趣的飲食問題，你從未想過的健康科學！

謠言粉碎機
Rumor Crusher

禍從口入，餐桌上的明白人

果殼網 Guokr.com —— 著

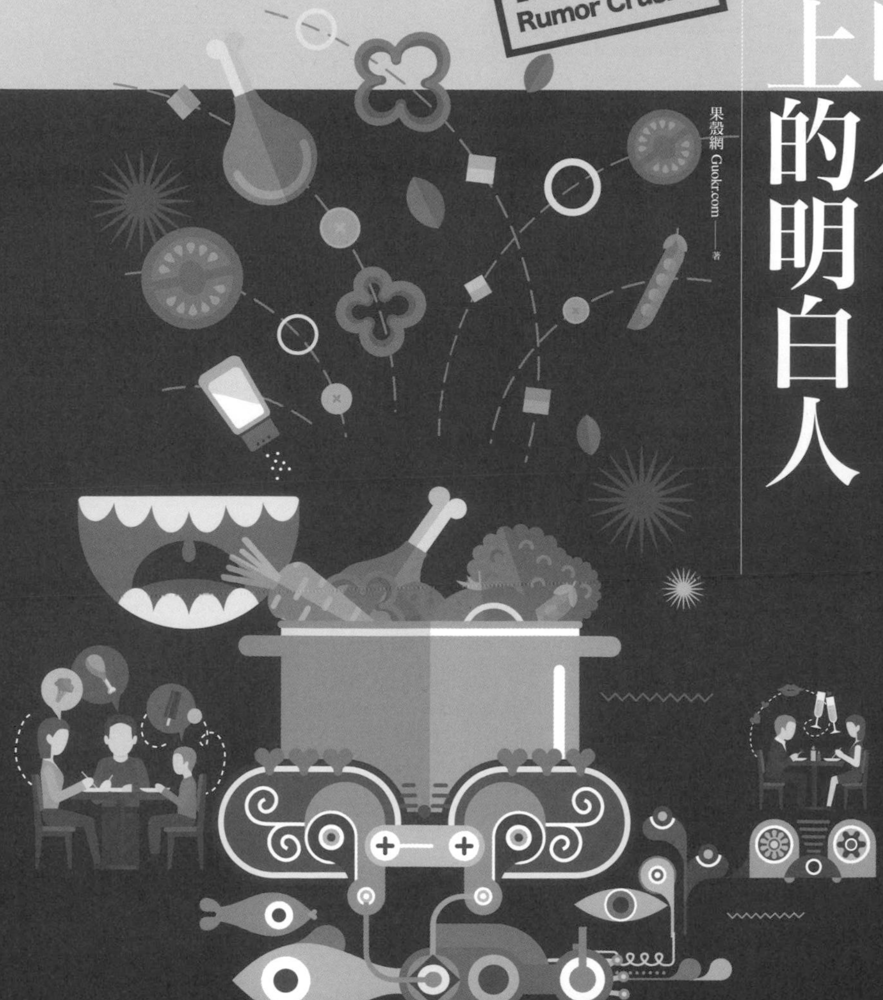

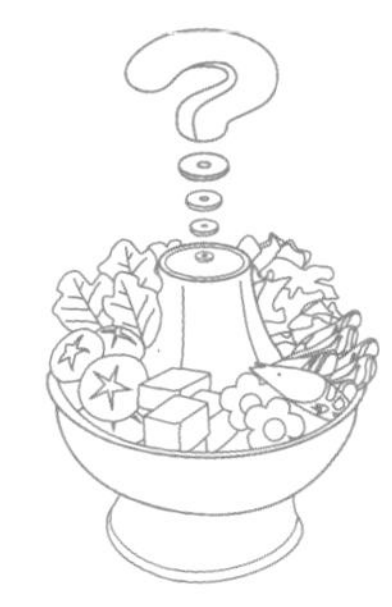

序言
人人有台粉碎機

謠，用《爾雅》中的解釋就是「徒歌」，隨口唱唱的，所以古人常常謠諺並稱。後來，這種「口頭文學」被用來製作預言，也就是所謂的讖謠。再後來，謠又長出了各種枝蔓，收進各種上下左右、前後古今的離奇故事。隨口唱唱的變成隨口說說的。謠諺就成了謠言。

科技領域是謠言的重災區。這並不難理解，正如亞瑟．克拉克爵士（Sir Arthur Clarke）所說，任何足夠先進的科技，都和魔法難辨差異。既然是巫魔一路，自然也就有了被叉上火刑架的資格，使人避之唯恐不及。然而，科技這東西在日常生活中又不是想避就能避得了的。無論願不願意，它已經而且會繼續改變我們的生活——只不過，科學話語的專業性、奇怪的創作衝動、復古思潮的影響、由不信任引發的陰謀論以及逐利的商業動機隨時都可能給我們平淡無奇的科學生活帶來波瀾。從這個意義上說，做科學傳播就是不停地與那些科學謠言做鬥爭：食物相克、養生產業、食品安全、外星文化……

其時，正當果殼網草創。以喚起大眾對科技的興趣為主旨，以科技已經且必將繼續改變每個人生活為信念，我們建立了「謠言粉碎機」這個主題站，期望能以最直接的方式，介入公眾最渴求、最希望得到解釋的內容。

多年以來，中文網路世界的資訊洪流一直都脫不了「泥沙俱下」的評價。如何在這個局面下生產優質的、足以讓讀者信賴的內容，自然就成了果殼網及謠言粉碎機的主題核心。

此前，在面對專業領域的疑惑時，大眾媒介習慣於通過對專家的採訪來梳理、解答專業問題。這個做法快捷、直接，對大眾媒體來說或許是恰當的。不過，專家的答覆很有可能會受到研究領域、答覆準備等條件的限制，大眾媒體在信源選擇、內容剪裁方面也很有可能出現誤差，所以，在實際操作過程中往往會出現疏漏，造成烏龍報導、瑕疵報導。「專家變成磚家」的結果，與此類報導關係密切。

1. 科技話語的專業性使大眾媒介和一般讀者很難確切把握其中的微妙之處，再加上大眾媒體在製造新聞興奮點的時候，又常因為種種原因，有意無意地歪曲、掩蓋、模糊一部分事實，造成誤會。同時，由於媒體在新聞技巧上的疏漏，比如使用不當信源，對內容給予不當解讀甚至誤報，也會成為泛科技謠言的源頭。

2. 奇怪的創作衝動，說的是一種名為「釣魚」的行為。造作者故意撰寫包含偽術語、偽理論，但又符合一些人內在期許的文章，誘使後者轉載、援引，起到嘲弄的效果。著名的《高鐵：悄悄打開的潘朵拉盒子》一文即是「釣魚」的典範，在溫州動車事故之後，它甚至被誤引入公開報導。一些典型的搞笑新聞，比如《洋蔥新聞》、《世界新聞週刊》的內容，也曾經被媒體、網友誤作真實資訊引用。此外，一些科技媒體的愚人節報導，《新科學家》就曾遭遇此種情況。

3. 復古思潮的影響讓人們更傾向于信任傳統的觀念與方法，而排斥新的或者自己不熟悉、沒有聽說過的方法。特別是當傳統的觀念和方法對實際生活的並不產生惡性影響，或者成本很低時，人們尤其傾向於保守態度——各種「食物禁忌」即屬此列。

4. 由不信任引發的陰謀論，最典型的案例是各種災難傳聞以及與外星人、UFO有關的流言。在此類話題面前，很多人將官方、半官方機構視為「資訊隱藏者」，將科學報導者視為其同謀。在自然災害之後，陰謀論橫行的情況通常都會加劇。

5. 逐利的商業動機造就泛科技謠言的案例，最著名的是發生在1980年代的一個案例。當時有謠言稱，美國一家著名日化公司的圓形老人頭像商標是魔鬼的標識。這個謠言給該公司造成了嚴重的負面影響。事後的調查發現，謠言的源頭來自另一家公司的產品銷售商——相關的訴訟一直到2007年才終於塵埃落定。

泛科技謠言的成因如此多樣，所涉及的專業知識也面廣量大，乍看之下或許確實會讓人產生目迷五色的無力感。不過，其實利用一些恰當的資源、方法，對相關資訊進行簡單檢索、分辨，一樣可以對流言的真偽略有心得，雖不中亦不遠。

我們曾經如此描述「謠言粉碎機」的工作流程：果殼網的工作人員不厭其煩地將分析流言的全過程盡可能完備地記錄下來，甚至讓急於瞭解「最終結論」的讀者看起來覺得有些冗長，在文章的篇末，我們也總是盡可能開列上相關的「參考文獻」。這麼做的原因只有一個——為不瞭解探索過程的讀者提供一種線索，使之逐漸熟悉自行探索的工具和方法，最終實現「人人有台謠言粉碎機」的願景。

道路看起來很漫長，但幸好它就在腳下。

果殼網主編

徐來

目錄 Contents

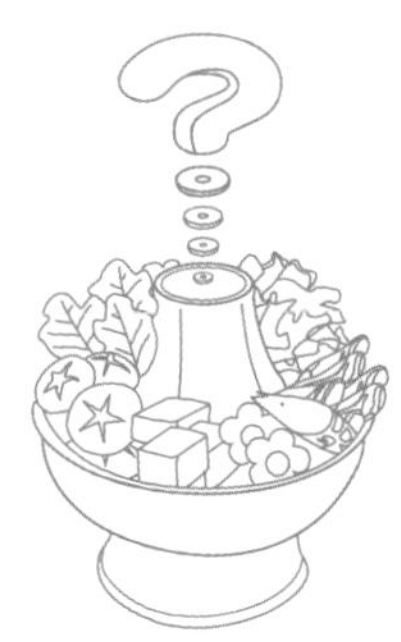

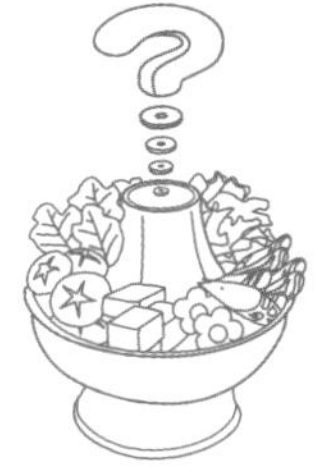

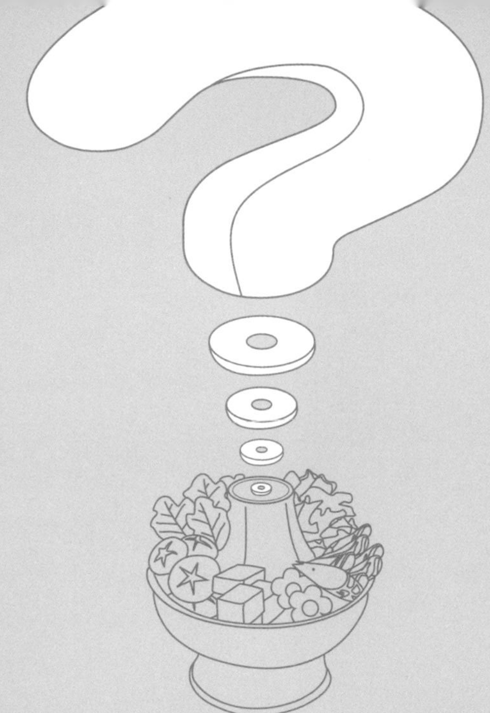

1

第一章／

危險食物有真相

吃一隻烤雞腿，等於抽了60支煙？

◎ZC

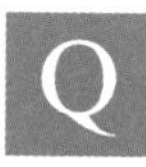

經過三年的研究，世界衛生組織日前評選並公佈了健康食品和垃圾食品，垃圾食品中就有燒烤食品。燒烤食品的危害主要有三：一是肉的營養素被破壞，蛋白質變性；二是燒烤產生「苯駢芘」高致癌物，可蓄積在體內；三是吃一隻烤雞腿就相當於抽60支煙！

一隻烤雞腿的毒性居然等於60香煙？結論居然還是世界衛生組織（WHO）研究出來的，這讓喜歡吃燒烤類食品的人情何以堪啊！烤雞腿真有這麼「毒」嗎？

流言來自何方？

這個在中文網路中傳播甚廣的流言，來自於一個傳播得更廣的流言——「世界衛生組織公佈全球十大垃圾食品」。不管是用Google還是用百度搜索，只要輸入「十大垃圾食品」，就能找到大量的搜尋結果，「世界衛生組織公佈全球十大垃圾食品」赫然在列。其內容大致就是列出油炸類食品、醃漬類食品、罐頭食品、餅乾、飲料、燒烤類食品、果乾蜜餞類、速食、汽水可樂類和冷凍甜品類這十類食品，並且一一羅列這些食品的罪狀。這十類食品基本上囊括了現代食品工業的所有產品，給讀者的核心資訊就是：水煮的食物和新鮮蔬果是健康和安全的，而以現代食品工程技術生產的食品，幾乎都是垃圾。

這則流言就是出自「燒烤類食品」，流言列出其罪狀有三點：一是含大量「三苯四丙吡」，並註明這是三大致癌物之首；二是一隻烤雞腿的毒性相當於60香煙的毒性；三是燒烤導致蛋白質碳化變性，加重肝臟負擔。

在不同的網站中，這個所謂的「十大垃圾食品」榜單在細節上往往存在著差異。例如，新華網刊載的文章「健康提示：吃一個烤雞腿等於吸60支煙」[1]中提到，世界衛生組織指出的是燒烤毒性等同香煙，而一隻烤雞腿的毒性等同60支香煙的說法則來自一個美國機構。

這則流言在中文網路流傳了多年，但在所有的報導中，都只是打著世界衛生組織的名號，沒有哪怕一家給出了資訊的源頭，連世界衛生組織官方網站的相關連結都沒有。這一點非常可疑。

對此，謠言粉碎機調查員檢索了世界衛生組織的官方網站，完全找不到相關的報導或者檔。甚至在英文網路中，也完全沒有這方面的報導，雖然也有「十大垃圾食品」（Top 10 Junk Foods）這樣的說法，可是其中所指的基本上都是速食食品，和中文版本完全不符。作為世界衛生組織公佈的消息，英文社區完全沒有相關的消息是不合理的。

所以，結論是，這個「十大垃圾食品」的榜單並非出自世界衛生組織或美國研究機構。

一隻烤雞腿毒性等於60支香煙不符實

雖然流言中的說法不是出自世界衛生組織之類的權威機構，但這也並不直接代表流言是胡扯。那麼單就內容而言，這種說法是對是錯呢？

首先要指出，烤雞腿和香煙裡的有害物質種類差異很大，不能互相換算。但如果硬要換算的話，就從流言中所說的苯駢芘入手吧，該物質在烤雞腿和香煙裡都有。

所謂的三苯四丙吡，其實就是「3,4-苯駢芘」（3,4-benzopyrene），也叫苯駢(a)芘。苯駢芘是一種有五個苯環的多環芳烴，有苯駢(a)芘〔benzo(a)pyrene〕和苯駢(b)芘〔benzo(b)pyrence〕兩種異構體，其中苯駢(a)芘屬於第一類致癌物，具有基因毒性，可以引起基因突變，已經明確了對人體有致癌作用。而苯駢(b)芘是第三類致癌物，是否致癌還屬未知。下面所提苯駢芘皆是指苯駢(a)芘。

苯駢芘廣泛存在於環境中。火力發電、垃圾焚燒、汽車、香煙和燒烤食物都是其來源，是各國重點關注的化學物質之一。燒烤類食品在製作過程中確實會被苯駢芘污染，然而，一隻烤雞腿中的苯駢芘含量能比得上60支香煙嗎？

不同燒烤工藝對食物中苯駢芘含量會有很大影響，但也不是無標準可循的。常見的肯德基烤雞腿，一個約有100克重（參見其官方網站上公佈的食品營養成分表[2]），以此為例，如果你所吃的烤雞腿被苯駢芘污染得很嚴重，達到了國標規定的含量上限，那麼其中的苯駢芘含量約有500奈克。然而，並不是所有的烤雞腿裡苯駢芘含量都會這麼高。

國外曾有研究[3]，以柴火燒（wood burning）的烤雞中苯駢芘平均含量為每公斤400奈克，用炭燒（disposable charcoal）的話苯駢芘的平均含量可高達每公斤900奈克。如果按上述兩個資料來計算，一個烤雞腿中苯駢芘含量約是40奈克（柴火燒）或者90奈克（炭燒）。

那麼一支香煙中苯駢芘含量有多少？

世界衛生組織在《歐洲空氣品質指南》第5.9章「多環芳烴」中提到，現代香煙主流煙氣（也就是吸入端的煙霧，燃燒端的稱為支流或側流煙）中含有的苯駢芘大約為每支10奈克，但支流煙氣中的含量可以高達每支100奈克[4]。曾有研究者[5][6]檢測了20種主要中國品牌香煙中主流煙氣中的多環芳烴含量，其中苯駢芘含量平均每支（16.6±4.6）奈克，最低7.7奈克，最高25.3奈克。

可見，一隻烤雞腿中的苯駢芘含量，有時候是比不過一支香煙的，就算達到每公斤5,000奈克，也不過是約5支香煙的量，遠遠達不到60支。

這還僅僅是以苯駢芘來計算，香煙中已知直接危害人體的成分有20種，包括多種多環芳烴、亞硝胺、酚類、揮發性的醛類和酮類[7]；再考慮到香煙中各種有害成分的交互作用，烤雞腿的害處與香煙相比，根本不能同日而語。

世界衛生組織在2006年發佈的《食品污染物評估報告》（Evaluation of Certain Food Contaminants）[7]中整理了關於多環芳烴攝入量和基因毒性、致癌性關係的資料。其中，苯駢芘可能產生毒性的平均值範圍是每天1.4~420奈克。可以看到，不論是烤雞還是吸煙，都在這個範圍之內。但是你必須瞭解單位中「每天」所代表的意義。這個劑量範圍內的苯駢芘不是一接觸就會致癌的，而是如果長年累月地接觸這麼多，會有一定的致癌危險。一般人不會每天都吃烤雞，但煙民往往是每天都吸煙的。如果以一周、一個月乃至一年來計算，雞腿和香煙哪個危害更大，就不言而喻了。

A

謠言粉碎。

儘管燒烤並不是一種健康的烹飪方法，烤雞腿中也確實含有苯駢芘，但是說一個烤雞腿有相當於60支香煙的毒性，其實是誇大其危害性，屬於徹徹底底的造謠。另外，這個謠言使不少人輕視了吸煙的危害，如果你真的在乎自己的健康，先戒菸吧。要美味還是健康，選擇權在你，但抽煙呼出的二手煙，可就不只是害你自己了。

參|考|資|料

[1] 新華網，健康提示：吃一個烤雞腿等於吸煙60支

[2] KFC Nutrition Guide. 2011.

[3] Reinik M., Tamme T., Roasto M., et al. Polycyclic Aromatic Hydrocarbons (PAHs) in meat products and estimated PAH intake by children and the general population in Estonia. Food Additives and Contaminants, 2007.

[4] (1, 2)郭媛珠、淩均棨、陳成章，氟與口腔醫學，科學技術文獻出版社，2000。

[5] 黃曙海、葛憲民、湯俊豪，國產香煙主流煙霧中多環芳烴的含量，環境與健康雜誌，2006。

[6] 謝劍平、劉惠民、朱茂祥，捲煙煙氣危害性指數研究，煙草科技，2009。

[7] (1, 2) JECFA. Evaluation of Certain Food Contaminants. Geneva: 2006.

吃牛蛙會感染寄生蟲嗎？

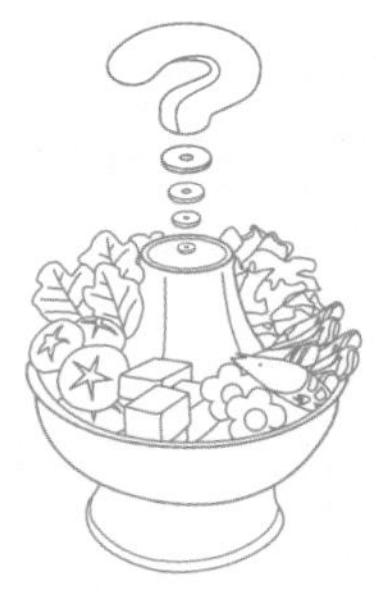

◎山要

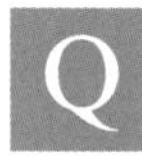

漂亮的網友劉芳，三年前被診斷為大腦左側額葉寄生蟲感染。醫生從她腦中取出長約10公分的裂頭蚴寄生蟲。術後她患上症狀性癲癇，經常突然倒地抽搐。這種致病寄生蟲一般寄居在蛙類和蛇類體內，爆炒也不能殺死。劉芳可能是因為經常吃牛蛙火鍋而患病，所以牛蛙控們要小心了……

嚴格說來，裂頭蚴（plerocercoid）並不是一種寄生蟲的名稱。它是某些種類的條蟲處於「中條期」發育階段的幼蟲的總稱。雖然還沒有發育完全，裂頭蚴在外形上已經與成蟲頗為相似，而且由於運動能力很強，裂頭蚴給寄生宿主帶來的傷害常常要超過它們的成蟲。

從流言中描述的症狀以及發病原因來看，劉芳感染的很有可能是較為常見的曼氏裂頭蚴。曼氏裂頭蚴最早由蘇格蘭籍醫生派翠克·曼森（Patrick Manson）在中國廈門進行屍體解剖時發現，並因此得名。其成蟲名叫曼氏迭宮條蟲，與知名度頗高的豬肉條蟲同屬於條蟲綱。和很多其他種類的寄生蟲相似，曼氏迭宮條蟲一生需要在多個宿主體內輾轉，最終宿主主要是貓和狗，有時也會是虎、豹這類食肉動物。在這些動物的腸道內，迭宮條蟲的成蟲可以寄生長達數年之久，並產生大量的蟲卵。這些蟲卵隨著糞便進入自然界的水系中，隨後孵化成為幼蟲。在水中，幼蟲被一種名為劍水蚤（第一個中間宿主）的浮游生物當作食物吞食，然後沿著自然界的食物鏈進入蝌蚪（第二個中間宿主）的體內。隨著蝌蚪發育成為蛙，幼蟲也發育到了「中條期」，此時的幼蟲就是我們所說的裂頭蚴。最後，當染蟲的蛙被貓狗等動物吞食後，裂頭蚴就到達了它們的最終宿主體內。在那裡，它們會發育成迭宮條蟲成蟲並產下蟲卵。除了最終宿主，裂頭蚴也會隨著蛙體而進入其他捕食者，比如蛇類的體內。在這些動物體內，裂頭蚴能夠存活並保持繼續感染其他生物的能力，但卻無法發育成為成蟲。

感染裂頭蚴的多種可能

迭宮條蟲的生活史告訴我們：不正確地食用蛙類、蛇類，像是未經任何處理地喝蛇血、吞蛇膽、吃涼拌蛇皮，或者誤飲了被帶蟲劍水蚤污染的水，都有可能造成裂頭蚴感染。此外，由於相信蛙肉具有「清涼解毒」的功效，有些人會用生蛙肉敷在傷口或者皮膚膿腫上面。這種沒有科學依據的行為為裂頭蚴通過皮膚進入人體提供了大大的「便利」。另外，有些人還有生吞蝌蚪的「奇特」飲食愛好，這也容易造成感染。

人體並非迭宮條蟲或是裂頭蚴的適宜宿主，但它們卻可以給人體帶來很大的傷害。尤其是裂頭蚴，能在人體不同部位間穿行，可能帶來的損傷遍佈全身。由裂頭蚴引起的疾病統稱為裂頭蚴病，根據發病的部位，又可以大致劃分為眼、皮下、口腔面部、腦和內臟五大類。在中國，眼裂頭蚴病的發病率最高，症狀也頗為恐怖，病人的眼部會出現腫塊並伴隨各種嚴重不適。如果裂頭蚴侵入的部位是眼球，甚至可能導致失明。有時，裂頭蚴會從患處「爬」出來，不少重口味故事中「眼睛裡面爬出一條蟲子」的情節大概就是源於這個症狀。而劉芳患上的則是相對較少的腦裂頭蚴病，這類疾病的症狀和腦部腫瘤頗為相似，因此常常被誤診為腦瘤。腦裂頭蚴病的危害同樣非常恐怖，最嚴重可以導致癱瘓。

目前，治療裂頭蚴病的主要手段是手術取出寄生蟲，治療本身有痛苦、有風險不說，即使寄生蟲被取出，人體可能還要繼續承受病痛的折磨。比如劉芳所受的癲癇症困擾，就是一例。

安全食蛙一把罩

裂頭蚴病的病症危害巨大且不易治癒，如何預防就成了關鍵。對於大部分飲食習慣較為正常並且使用安全的自來水系統的城市人而言，既不太可能出現生吞蝌蚪和貼敷生蛙肉這樣的高風險行為，也不太可能因為污染的水源而感染，因此預防的重點就在於飲食。

首先要管住自己的嘴，放棄對野生蛙類和蛇類的「愛好」。因為這兩類野生動物攜帶裂頭蚴的概率非常之高。以杭州市以及周邊地區的調查結果為例，高達60%的野生蛙類和蛇類的體內攜帶有裂頭蚴。在上海地區，研究人員曾經從一條野生大王蛇體內找出了將近150條裂頭蚴。如此高的寄生率和寄生數量，自然會導致患病風險激增。此外，野生蛙類和蛇類還是自然界生態體系中的重要環節。放棄食用它們，既降低了自己患病的可能性，又保護了自然環境，何樂而不為？

其次要科學地處理食材。裂頭蚴在自然環境中可耐受從零下10℃到56℃的溫度變化。在0℃，也就是所謂的冰鮮保存條件下，它在宿主的肌肉組織內能存活幾十天之久。裂頭蚴對高溫則相對較為敏感，體外培養、56℃的條件下基本堅持不過五分鐘。

不過也有研究結果表明，寄生在食材中的裂頭蚴對高溫並沒有這麼脆弱。有人將含有裂頭蚴的小塊蛙肉（約1公分見方）放置在56℃的環境中。三小時後，蛙肉中仍然殘留著具有感染能力的裂頭蚴。由此可見，用更高的溫度將食材徹底煮熟才是真正安全的處理方法。爆炒、涮火鍋等方法，往往無法將食材的某些部分徹底煮熟，很有可能無法徹底殺滅這類寄生蟲。

除了加熱，冷凍也是對付它的方法之一。有研究表明，零下20℃下冷凍兩小時可以殺死蛙肉中的所有裂頭蚴。當然，冷凍法的效果除了和溫度以及時間有關外，材料的大小也是重要影響因素。對於大包裝的蛙肉或者蛇肉，零下20℃條件下冷凍24小時更為穩妥。

再者，不要寄希望於任何調料。在處理食物時，人們也常常使用醬油、食醋和生薑汁這些調料。應當說，這幾樣調料對於裂頭蚴確實有殺傷力，也確實可以降低感染風險。只是，根據研究資料，生薑汁不具備完全殺滅裂頭蚴的能力。醬油和醋雖然可以徹底殺滅裂頭蚴，但是操作的條件是將切得尺寸很小的食材浸於醋中至少24小時或者醬油中至少6小時。在現實的操作中，我們不太可能將食材切割得太小，也不太可能將食材放置在調料中如此長的時間。所以，光靠調料醃漬來殺蟲並不是可靠的方法。

不少人喜歡邊品嘗食物邊飲酒，也有人索性就把食材泡在酒裡面來食用（例如，蛇膽）。雖然酒類中所含的乙醇有殺死裂頭蚴的作用，但是想要殺得徹底，還有諸多限制。例如研究結果顯示，只有純度為60%的乙醇才能徹底殺滅食材中的裂頭蚴，且浸泡時間至少需要兩個小時，食材的尺寸也必須很小。實際情況下，這些條件很難同時滿足，因此喝酒殺蟲也不太可靠。

A

謠言粉碎。

食用蛙肉確有可能感染可能危及腦部的裂頭蚴病。但牛蛙不是野生蛙類，並不需要因為裂頭蚴病而徹底放棄。選購經過合格冷凍處理的牛蛙，加上高溫徹底烹煮，可以保證我們在享受蛙肉美味的同時，不用為裂頭蚴病而擔心。

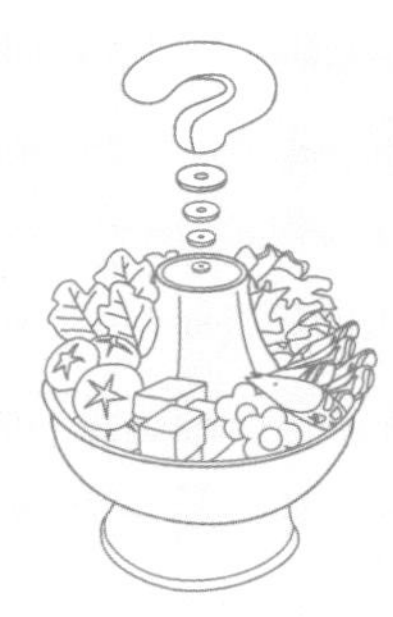

魚浮靈，不是致癌催化劑

◎DRY

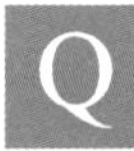

菜市場上的攤販會往大水盆內加入一種白色粉末，攪拌溶解之後，再將半死不活的魚蝦倒入其中。這時，那些半死不活的魚蝦就開始活蹦亂跳了，彷彿都是才從河中捕回來的。據說這種粉末叫魚浮靈。雖有起死回生之效，卻是致癌的催化劑，對智力也有影響。

上述流言還有一個補充版本——只要加魚浮靈，水體含氧量就會迅速增加。原本因缺氧，眼看著就要「不行了」的魚，可以因此暫時延長生命。據說，使用「魚浮靈」的魚體內鉛超標1,000倍，砷超標近十萬倍，可能嚴重危害人的肝、腎、智力等，甚至可能導致惡性腫瘤的發生。

魚浮靈是什麼？

魚浮靈是一類給氧劑的統稱，其主要成分一般為過氧化鈣（CaO_2）或過氧碳酸鈉（$2Na2CO_3 \cdot 3H_2O_2$）。這些物質可以顯著增加水中的含氧量，被廣泛應用於缺氧池塘急救與鮮活水產品運輸。[1][2]

魚浮靈的供氧原理相當簡單，從它的俗名「固體雙氧水」中就可見一斑。雙氧水是過氧化氫（H_2O_2）的俗稱，很容易分解為水和氧氣。不小心磕破皮膚的時候，醫生會用雙氧水來給傷口消毒，可以明顯看到傷口處會冒出來一些泡泡，就是氧氣。

在其水解產物中，碳酸鈉和氫氧化鈣會導致水的pH值上升。而雙氧水在鹼性條件下，更容易釋放氧氣，從而提高水體的溶解氧。因此，將魚浮靈撒入養殖池或者活水產品運輸水槽後，能迅速為魚蝦提供呼吸所必需的溶解氧，從而延長它們的生命，因為缺氧而萎靡的魚蝦也會因此活躍起來。

魚浮靈會造成砷和鉛嚴重超標嗎？

從其成分和供氧原理來看，魚浮靈本身在使用上是沒有什麼問題的。含有的鈉離子和鈣離子在日常生活中很常見（想想我們吃的鹽和鈣片）。低濃度的雙氧水甚至被牙醫用來為患者做口腔清潔，最後只需要用清水漱口就可以了，完全不影響患者的健康。而且雙氧水會很快分解為水和氧氣，也不會留下其他影響魚蝦以及食用者健康的成分。儘管魚浮靈會將水體變為弱鹼性，但不會對魚蝦和食用者帶來明顯影響。

那麼為什麼說魚浮靈會使水體中的砷和鉛嚴重超標呢？從理論上而言，這種說法有點危言聳聽。但我們不能排除的一點是，有些不法商販可能會使用工業級純度的原料生產出來的過氧化鈣或過氧碳酸鈉來替代作為魚藥的魚浮靈。在這種情況下，的確可能有引入重金屬等有害成分的風險。

大多數過氧碳酸鈉和過氧化鈣是利用雙氧水同鈉或鈣的碳酸鹽或氧化物進行反應而產生的，生產工藝繁雜。[2][3]鈣鹽和鈣的氧化物通常是由石灰石作為原料制得，其中確實可能存在重金屬，不加以高度提純的話就會殘留其間。而純度較低的工業雙氧水也可能含有重金屬或砷雜質。[4]

因此，為了對消費者負責，國家對魚藥生產和使用的監管需要大力加強。既要保證市場上銷售的魚藥是合格的，又要杜絕在鮮活水產品運輸和銷售中使用不合格甚至是工業級純度的魚藥的現象。

A

謠言粉碎。

正規的魚浮靈在使用上沒有什麼問題，是一種安全而高效的給氧魚藥。如果使用不合格的魚藥，確實有可能帶來有害的重金屬和砷。因此我們更需要關注的是這些藥物的品質以及市場的監管。此外，惡意地誇大和抹黑事實、煽動居民恐慌是很惡劣的行為。流言的補充版提到，對撒過「魚浮靈」的魚進行檢驗後發現「砷超標近十萬倍」。而根據中國國家標準GB2762-2005，魚類中的無機砷的上限是每公斤0.1毫克，如果超標近十萬倍，那麼砷的含量就接近每公斤10克，相當於這條魚體重的1%都是無機砷了。10克的砷，作為重金屬雜質中的一種，這要在水里加多少不合格的魚浮靈才能達到呢？而魚還要將這些砷都吸收進體內，並且要頑強地活下來，這是怎樣的一種精神？

參|考|資|料

[1] 顧巨集兵，如何使用化學增氧劑解救池魚浮頭，農村經濟與科技，2000。

[2] (1, 2)張亨、蘇秉成，過碳酸鈉的生產和應用，化學世界，1998。

[3] 朱金偉、張金泉、李春玲，過氧化鈣的生產和應用，陝西化工，1999。

[4] Robert E. Meeker et al. Hydrogen Peroxide Purification, 1963. United States Patent Office, Patent number: 3074782.

免洗杯的第一杯水，該不該喝？

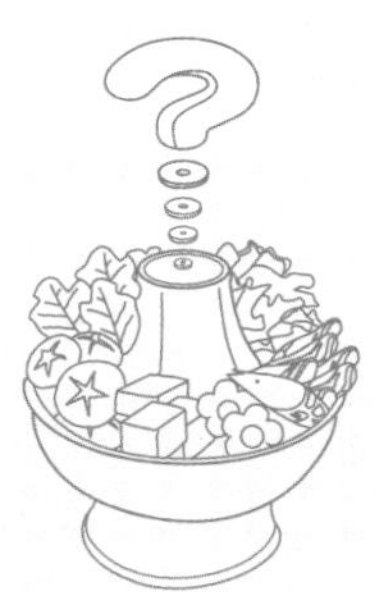

◎ZC

Q

免洗杯的內壁上通常塗了一層薄薄的蠟，如果水溫超過了60℃，蠟就會溶化，因此免洗杯最好用來裝冷飲。此外，使用免洗杯時，第一杯水最好不要喝，最好等四到五分鐘後將水倒掉，使紙杯中有害物質充分揮發。

我們先來梳理一下這個流言的要點：

1. **紙杯內壁都通常有蠟。**
2. **這些蠟超過60℃就會融化。**
3. **根據（1）和（2），推出紙杯不能裝熱飲。**
4. **紙杯內含有害物質。**
5. **用水浸泡紙杯四到五分鐘就能充分去除有害物質。**
6. **根據（4）和（5）推出紙杯裝的第一杯水不能喝。**

這些要點並非全是虛言，其中涉及一些事實，但更多的是錯誤的認識。想要分析這個建議的對錯，首先需要對免洗杯有一個基本的瞭解。

從紙杯的種類說起

「免洗杯的內壁上通常塗了一層薄薄的蠟」，這句話只能算說對了三分之一，消基會表示，免洗杯不適合盛裝開水或熱食，從材質來看，紙杯分為噴蠟、PE膜兩種。

塗蠟杯就是類似流言描述的那種紙杯，表面塗有一層用來隔水的蠟；聚乙烯塗膜杯則是在杯壁覆蓋有聚乙烯薄層；直壁雙層杯的杯壁有兩層紙，紙之間有空氣填充，隔熱性能好。

因為蠟遇熱會融化，所以塗蠟杯只能用作冷飲杯。如果要裝熱飲的話需要再加一層乳液，直壁雙層杯用的就是這種塗層。雙層杯隔熱性好，所以常用作熱飲杯和霜淇淋杯。聚乙烯塗膜杯則是新科技，優點是冷飲和熱飲都能夠應付自如，並且表面更光滑，杯子外面能夠方便印刷精美的圖案，所以備受速食行業青睞。

超過60℃就融化？那肯定不合格

噴蠟紙杯的耐熱溫度為60℃，超過溫度，蠟就會溶出，人體吃進過量的蠟會造成胃腸不適、腹瀉等症狀；PE膜紙杯超過110℃則會剝離，引發肝、腎毒。此外，紙杯可放酸性飲料，但不可微波加熱。[3]

塑膠杯方面，常見聚苯乙烯（PS、HIPS）材質都不能放酸性飲料，也不可微波，耐熱溫度為80℃，超過溫度易釋出致癌物及有機物質，具有肝毒性，增加肝臟負擔，長期累積甚至可能致癌。[3]

那麼用塗蠟紙杯裝熱飲會怎樣呢？因為塗蠟紙杯是靠蠟層來隔水的，如果蠟層熔化，水會滲透到杯身，使紙杯變軟，甚至漏水。此外，合格紙杯用的是食品級石蠟，即便是不小心喝進了肚子，也不必擔心，那一丁點的石蠟不會對身體造成危害。用冷飲杯盛裝熱水的真正危險在於石蠟融化後紙杯會失去防水性，很容易被熱水穿透，燙傷使用者。

紙杯中的有害物質

紙杯在生產過程中可能會摻入不少的有害物質，比如不法廠商使用了螢光劑，紙杯外壁噴塗圖案用的顏料和助劑帶入鉛、砷及有機溶劑，在存放過程中紙杯還有可能被微生物污染。

對於紙杯中的有害物質，根據中華民國食品器具、容器、包裝衛生標準第五條是這樣規定的[4]：

溶 媒	溶出條件	項目及合格標準
水	60℃，30分鐘（食品製造加工或調理等過程中之使用溫度達100℃以上者，其溶出條件為95℃，30分鐘）	砷（pH5以上之食品用容器、包裝）：0.1 ppm以下（以As_2O_3計）。 甲醛：陰性。 蒸發殘渣（pH5以上之食品用容器、包裝）：30ppm以下；30ppm以上者，其氯仿可溶物應為40ppm以下。 螢光增白劑：不得檢出。
4%醋酸	60℃，30分鐘（食品製造加工或調理等過程中之使用溫度達100℃以上者，其溶出條件為95℃，30分鐘）	砷〔pH5以下之食品用容器、包裝〕：0.1ppm以下（以As_2O_3計）。 重金屬：1ppm以下(以Pb計)。 蒸發殘渣（pH5以下之食品用容器、包裝）：30ppm以下；30ppm以上者，其氯仿可溶物應為40ppm以下。 螢光增白劑：不得檢出。
正庚烷	25℃，1小時	蒸發殘渣（油脂及脂肪性食品容器、包裝）：30ppm以下；30ppm以上者，其氯仿可溶物應為40ppm以下。
20%酒精	60℃，30分鐘	蒸發殘渣（酒類用容器、包裝）：30 ppm以下；30ppm以上者，其氯仿可溶物應為40ppm以下。 螢光增白劑：不得檢出。

如果是符合標準的合格紙杯，其中含有的有害物質很少，不足以對人體造成危害。而要求紙杯中完全沒有這些物質也是不可能

的，比如砷，在自然界本身就存在，生產過程中只能降低其含量，徹底去除這些物質儘管在技術上可行，但成本會很高，沒有實際意義。將它們的含量限定在安全的範圍內是比較合適的做法。

去除有害物，五分鐘就夠了？

比前述流言更詳細的一種描述是，「用免洗杯前先用開水燙四到五分鐘，就能充分去除其中的有害物質」。這個說法影響頗廣泛，一些正規的報刊都在推薦這個「小技巧」。[5][6]

用開水，僅僅五分鐘時間就足夠除掉杯內的有害物質了嗎？如果從致病菌的角度來說，那麼100℃的水泡五分鐘確實可以基本殺滅一般細菌的繁殖體[7]。不過需要強調的是，這裡指保持100℃加熱五分鐘，日常使用中不可能實現。

而對於砷及螢光性物質而言，用熱水泡五分鐘作用甚微。對於這個問題，我們可以反過來想，如果僅僅這麼一個操作就能把殘存的那一丁點兒有害物質都去除乾淨，工業生產上肯定早就用這個方法生產更安全的紙杯，不勞煩消費者自己動手了。

至於不合格的紙杯，致病菌數量和其他有害物質的量無從估計，即便用開水泡五分鐘的方法有一定作用，也不能保證這些有害物質能被完全去除，或是減低到安全的標準。選用合格的紙杯才是上策。而對於合格的紙杯，倒掉第一杯水則沒有必要。

不過，實際情況往往複雜多樣，上述所言更多是針對新買紙杯的情況。即便是合格的紙杯，如果開封後放了很久都沒有用，很可能微生物也已經超標了，這種情況最保險的方法是把這些紙杯當作不合格品對待——扔掉買新的吧。

如何選用安全的紙杯？

其實選紙杯和買食品是一樣的，需要看清楚紙杯包裝上面有沒有清晰的生產商資訊、生產日期。千萬不要貪圖便宜而購買無牌的紙杯。另外還要看清楚包裝上注明的適用範圍，正規的免洗杯是會注明這個紙杯的適用溫度的，如果買的是冷飲杯就千萬別用來裝熱水，以免漏水燙傷。

在外用餐的話，一些大型速食連鎖店的紙杯還是可以放心用的。而環境惡劣、沒有衛生許可證的餐廳，所用的紙杯很難有保障。何況在這樣的地方用餐，連食物的安全都沒有保障，即便「五分鐘消毒方法」真的有效也是白搭，還是不要在這樣的地方用餐為好。

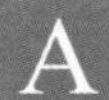

謠言粉碎。

市面上最常見的聚乙烯塗膜杯壁沒有會熔化的蠟，冷飲熱飲都不是問題。塗蠟紙杯是冷飲杯，確實會因為盛裝熱水導致蠟層熔化，不過最壞的結果是滲水手燙到。用開水泡四到五分鐘並不能去除紙杯中的有害物質。如果是合格的紙杯，第一杯水但喝無妨，如果是不合格的紙杯，第N杯水都不要喝！

參｜考｜資｜料

[1] 佚名，飲料紙杯：過去與未來，中國食品工業，1998。

[2] 中華民國消費者文教基金會：「紙餐具成搶手貨，衛生標準無人顧！——市售紙製食品容器品質檢測」結果發布會，2004。

[3] 郭曉蓓，消費者健康——如何安全使用免洗杯，青年日報，2004。

[4] 中華民國食品器具、容器、包裝衛生標準。

[5] 揚子晚報：免洗杯第一杯水不要喝。

[6] 南京晨報：用免洗杯第一杯水你最好別喝。

[7] 張朝武，熱力消毒與滅菌及其發展，中國消毒學雜誌，2010。

解析牛奶致癌說：酪蛋白的謎團

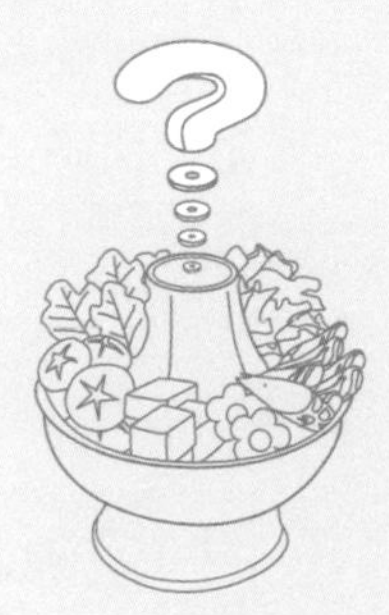

◎少個螺絲

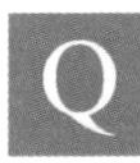

一篇名為《牛奶的巨大危害！建議徹底禁食「牛奶、肉、魚、蛋」》的文章呼籲大家禁喝牛奶，因為有致癌風險[1]。文章的依據是，牛奶中的蛋白質，尤其是酪蛋白，是一種非常強的促癌劑，可促進各階段的癌症。

流言中的文章，是一篇影響深遠的網路文章，也讓許多人對於飲用牛奶產生了懷疑。牛奶究竟能不能喝？在此，我們來討論一下酪蛋白的問題。

流言是怎麼來的？

該流言文章中提到的美國康奈爾大學的坎貝爾（T. Colin Campbell）教授，是如何得出牛奶中的酪蛋白可以促進各階段癌症這一結論的呢？

還得從1968年的一篇來自印度的論文說起。該研究通過大鼠試驗，得出攝入高蛋白飼料與肝癌發病率呈正相關的結論[2]。坎貝爾教授在看了這篇論文之後，與其研究小組設計了一系列類似的試驗，發現飼料中蛋白質含量的高低可以改變大鼠肝癌的發展速度，高蛋白的攝入會加快大鼠的肝癌發展。

他們還發現，試驗中使用的蛋白是動物來源的牛乳酪蛋白，如果換成植物來源的大豆蛋白或者小麥蛋白，則不會促進癌的發展。在1980年代，坎貝爾教授又參與了一項中國健康調查，通過對比中美兩國人民的日常膳食攝入和一些疾病的發病率，得出肉類和乳製品等高蛋白膳食是許多疾病的根源、素食更有利於健康的結論。

坎貝爾教授把他的這些研究經歷寫成了《中國健康調查報告》一書，牛奶中的酪蛋白會促進各階段癌症的觀點正是出自此書[3]。由於此書的觀點迎合了推崇素食主義的美國責任醫療醫師委員會（Physicians Committee for Responsible Medicine，PCRM）

和提倡保護動物權益的善待動物組織（People for the Ethical Treatment of Animals，PETA）的理念，因而被他們廣泛用來在全球範圍內進行反對乳製品的宣傳。牛奶能致癌就是他們反對乳製品的論據之一。

牛奶會致癌嗎？

那麼，飲用牛奶到底會不會增加癌症的風險呢？

為了回答這個問題，讓我們先回頭看看坎貝爾的實驗。首先，坎貝爾的研究物件是已經通過大劑量黃麴黴素（一種強致癌物）誘導出了癌變細胞的大鼠，並不能直接推出酪蛋白對健康的人體也有相同的作用。其次，試驗中所用的酪蛋白是大鼠唯一的蛋白質來源，這和人們的膳食結構完全不同。即使按照中國營養學會的建議，每天攝入相當於300克牛奶的乳製品，其中也僅含有7.5克左右的酪蛋白，僅占人體每天攝入的蛋白質的一小部分（不到10%）。這樣一個嚴格控制的動物對照實驗的主要意義在於指導進一步的研究，並且需要結合其他研究來綜合判斷，單憑一項或某幾項研究不能得出結論，更不應該以此來指導大眾飲食。

對於以人為研究物件的佇列研究以及生態性研究也要謹慎，因為人們的飲食方式、生活環境、遺傳背景等因素都會對結果產生干擾，而且很難排除。1980年代中國人和美國人除了飲食習慣之外，人種、生活的環境、工業化水準等等也是大大不同的，這些都有可能影響調查結果。

牛奶本身是一種複雜的食物，含有多種不同的營養成分，其對人體的作用也是這些不同的營養成分共同作用的結果。同樣是研究牛奶與癌症的關係，不同的研究方法，不同的研究團隊可能得出不同的結果，這都是很正常的。而主流的科學觀點則是在綜合評估了所有研究的結果之後得出的一個總結。

雖然坎貝爾教授的這本《中國健康調查報告》也列舉了很多的實驗資料，引用了大量的參考資料，看起來很像是一本專業嚴謹的學術巨著，也在社會上引起了不小的關注，但其實在學術界並沒有得到大多數科學家的認同。許多針對這本書的批評都指出，其中提到的研究結果，都是作者有意選取的、能支持其觀點的研究，而作者有意忽略了大量其他的不符合他的觀點的研究結果。更多有關這本書的一些不同的聲音可以參考《〈中國健康調查報告〉的另一面》這篇文章。換句話說，這本書更多是表達了作者的個人觀點，而不是學術界的共識，無法代表學術界的主流觀點。

世界癌症研究基金會（WCRF）和美國癌症研究所（AICR）於2007年底聯合發佈了第二份《食物、營養、身體活動和癌症預防》的專家報告，報告根據最新的研究成果，對飲食、營養、身體活動與癌症風險進行了權威評估，客觀地反映了當前學術界的主流觀點。其中，關於牛奶和乳製品與癌症風險關係研究的結論是，目前沒有任何有足夠說服力的證據表明牛奶有增加或者降低癌症風險的效果。但是牛奶可能有降低結腸癌風險的作用；另外，高鈣飲食，不論鈣是來自牛奶還是其他食物，每天攝入超過

1.5克鈣質，都可能有增加前列腺癌風險。有限的證據則暗示牛奶可能降低膀胱癌的風險，牛奶以及乳製品可能增加前列腺癌的風險，乳酪可能增加結腸癌的風險。[4]

需要指出的是，儘管部分研究表明牛奶或者乳製品可能會增加前列腺癌的風險，但是要注意到這主要出現在那些大量飲用牛奶的地區的人群中。每天1.5克的鈣質攝入是什麼概念？考慮到來自其他食物成分的鈣質大概在每天300毫克左右，也就意味著有1.2克的鈣質來自牛奶，這相當於每天飲用超過一公斤的牛奶，這顯然遠超過了大多數中國人的乳製品攝入量。

其實，考慮到美國人以及當前部分中國人日常膳食中過高的脂肪和蛋白質攝入量，坎貝爾這本書中所提倡的減少高脂肪、高蛋白的肉食，增加水果、蔬菜和穀物等植物性食物的觀念還是有一定的積極意義的，但被曲解以後作為造謠的工具實在很悲哀。在中國人均乳製品消耗量還遠低於世界平均水準的時候，就要求國人因為沒有被科學證實的原因而放棄這一優質的鈣源，有點杞人憂天了。健康的飲食最重要的是營養均衡，在此基礎上，食物是來自植物還是動物，那就是個人的選擇了。

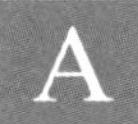

謠言粉碎。

牛奶中的酪蛋白能促進癌症不是學術界的主流觀點。截至2007年底，主流學術界沒有説服力的證據證明牛奶能增加或者降低癌症風險。

P.S酪蛋白並非牛奶特有的，而是普遍存在於所有哺乳動物的乳汁中。如果酪蛋白可以促癌，那對我們這些剛出生只能喝母乳的哺乳動物們，豈不是太慘了？

參｜考｜資｜料

[1] 牛奶的巨大危害！建議徹底禁食「牛奶、肉、魚、蛋」。

[2] Madhavan TV, Gopalan C. The effect of dietary protein on carcinogenesis of aflatoxin. Arch Pathol, 1968.

[3] T. Colin Campbell & Thomas M.，中國健康調查報告，張宇暉譯，吉林文史出版社，2006。

[4] Food, nutrition, physical activity and the prevention of cancer: a global perspective. WCRF&AICR. 2007.

長時間嚼口香糖有害嗎？

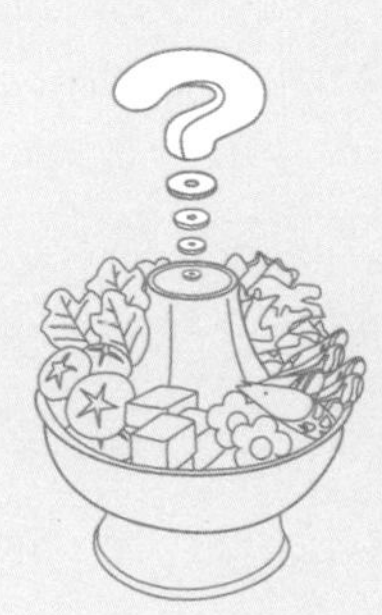

◎簫汲

咀嚼口香糖的時間不要超過15分鐘，有胃病的人更不宜長時間咀嚼。長時間咀嚼口香糖，會反射性地分泌大量胃酸。特別在空腹時，可能會出現噁心、食欲不振等症狀。研究發現，經常嚼口香糖會損壞口腔中用於補牙的材料，釋放出其中的汞合金，造成血液、尿液中的水銀含量超標。

在破解這則流言之前，讓我們先回顧一下著名的生理學家、諾貝爾獎得主巴甫洛夫先生和他的狗狗。[1]

巴甫洛夫家的狗沒試過口香糖

相信大家在中學上生物課時，如果沒有打瞌睡的話，就聽說過巴甫洛夫這個人了。巴甫洛夫要是活到現在，也許會以虐待狗狗的罪名被人起訴。在他設計的著名試驗中，狗狗的消化道被手術切開並置入各種瘻管，以統計試驗中各種消化液的分泌量。他的研究通常被人們用來說明條件反射這一生理現象，但實際上條件反射或許只能算一項副產品，巴甫洛夫實驗其實是向我們揭示了進食過程中各種消化液分泌的不同特點。

根據他的實驗結果，進食過程中胃液的分泌可以分為三個不同的時期：頭期、胃期和腸期。顧名思義，是指當食物進入頭部、胃和腸時，胃液的分泌會有不同特點。實驗結果表明，在胃酸分泌的頭期，也就是食物進入口腔和食道、而尚未進入胃內時，視覺、味覺、嗅覺等多種感覺受到刺激，促使胃部分泌大量胃酸含量高、消化能力強的胃液。而這一發現也是很多人相信長時間咀嚼口香糖會引起胃酸大量分泌的原因。然而可惜的是，極為嚴謹的巴甫洛夫當年在做實驗時，雖然給狗餵食了大量不同種類的食物，並證實糖類和脂類食物可以促使頭期的胃液分泌，生理鹽水、苦味食物、胡椒和芥末等則沒有這種作用，但他沒有試過口香糖。因此，雖然咀嚼含糖口香糖也許可以促進胃液分泌，但對於目前市面上大行其道的無糖口香糖，連巴甫洛夫也不能告訴我們到底有沒有促進胃液分泌的作用。

口香糖對消化道的作用

儘管巴甫洛夫說不清楚，好在天上飛的、地上走的，沒有科學家不研究的，他不幹自有其他人幹。來自美國的一批麻醉醫生設計了一個試驗[2]，研究手術前嚼無糖口香糖會不會引起胃內液體增多、增加術中麻醉風險。結果表明，術前30分鐘開始嚼無糖口香糖直至手術開始，或不嚼口香糖，麻醉後探查胃液的量以及pH值都沒有明顯的區別。也就是說術前嚼無糖口香糖達30分鐘之久也不會刺激胃分泌更多的胃液和胃酸。

不過也有研究提出相反意見[3]，認為嚼口香糖能促進頭期的胃液分泌。研究者讓12位罹患十二指腸潰瘍——一種常見的「胃病」的患者咀嚼芝士漢堡或口香糖滿15分鐘，發現兩者促進胃酸分泌的能力不相上下。但是這個試驗並未說明所用的口香糖是否含糖，而且樣本量也實在太小（僅12例），說服力遠不如前面提到的那個麻醉師們做的研究，畢竟麻醉師們的樣本量達到了77例。

另一個特殊例子是戒煙者使用的含尼古丁的戒煙口香糖[4]。這種口香糖對幫助吸煙者戒煙有非常好的效果，並且通常引起的戒斷症狀也較小，但常常會出現胃腸道的不適。這有可能是戒斷症狀，也有可能是尼古丁口香糖本身的副作用。咀嚼普通無糖口香糖一般不會引起這樣的問題。

口香糖，護齒還是害齒？

要回答這個問題，首先要考慮口香糖可能會給口腔健康帶來哪些危害。其一，如果嚼口香糖可以促進胃酸分泌，那麼多餘胃酸從胃內逆流到口腔內的話，會腐蝕牙齒。前面已經討論過，一般認為嚼無糖口香糖並不會促進胃酸分泌。但即使胃酸的分泌沒有增加，如果嚼口香糖可以誘使本應在胃內的胃酸逆流至口腔，那麼一樣會增加牙齒受傷的風險。因此也有科學家對此進行了研究[5]，他們給病人服用容易誘發胃酸逆流的食物，餐後咀嚼口香糖半個小時後監測病人食管內胃酸逆流的情況。結果出人意料，咀嚼口香糖非但沒有增加胃酸逆流，反而使其減少了。科學家推測，可能的原因是咀嚼口香糖會促進吞咽活動，繼而增加食管的向下蠕動，抑制胃酸逆流。這說明長時間咀嚼口香糖（半個小時）反而從某種程度上可以減少胃酸對牙齒的腐蝕，保護牙齒。

除了胃酸的問題，還有一個問題是，咀嚼口香糖是否會使補牙材料中所用的汞釋放出來，毒害人體？汞合金曾經是牙科常用的補牙材料，不過目前已經逐漸被更為輕便美觀的樹脂材料所代替。有些研究者認為含汞的材料可能會增加使用者受汞影響的風險，而另一些研究者則認為汞合金是安全的。

不管怎麼說，至少到目前為止美國食品藥品監督管理局（FDA）還沒有禁止牙科使用汞合金作為補牙的材料[6]。雖然口腔內有汞合金的人嚼口香糖確實會增加口腔內的汞含量，不過其含量仍然能保持在安全水準以內。而且不止嚼口香糖，吃飯、刷牙等行為都會增加口腔內的汞含量。人既不能不刷牙，也不可能不吃飯，所以也無必要太過緊張。

事實上，人們往往過於關注口香糖的害處，而忽略了口香糖對健康帶來的益處。雖然含糖口香糖會增加口腔中牙菌斑的量，降低口腔pH值，增加齲齒的風險[7]，但是無糖口香糖卻能減少牙菌斑，增加口腔pH值，減少牙齦炎的發生，對口腔健康大有裨益。此外，對於術前需要禁食的病人來說，嚼口香糖可以幫助他們克服食欲；而結腸手術後病人咀嚼口香糖可以減少術後腸梗阻的風險[8]；含尼古丁的口香糖則是老煙槍們的戒煙良藥……長時間咀嚼口香糖對健康的好處未必比其健康風險要少。

A

謠言粉碎。

咀嚼含糖口香糖可能對口腔健康不利，但長時間咀嚼無糖口香糖並不會刺激胃酸分泌，也不會額外增加汞合金補牙材料對健康的風險，反而能減少胃酸逆流，並且一定程度上保護口腔健康。此外，口香糖在很多其他醫學領域發還能揮作用，幫助維護患者健康。所以，想嚼就嚼吧！

參|考|資|料

[1] Wikipedia: Ivan Pavlov.

[2] Stevin A. et al. Sugarless gum chewing before surgery does not increase gastric fluid volume or acidity. Can J Anesth, 1994.

[3] Helman CA. Chewing gum is as effective as food in stimulating cephalic phase gastric secretion. Am J Gastroenterol. 1988.

[4] M. J. Jarvis, et al. Randomised controlled trial of nicotine chewing-gum. BMJ, 1982.

[5] Moazzez, R., et al. The effect of chewing sugar-free gum on gastroesophageal reflux. JDR, 2005.

[6] Wikipedia: Dental amalgam controversy.

[7] Chewing gum—facts and fiction: a review of gum-chewing and oral health, T. Imfeld, CROBM, 1999.

[8] Takayuki Asao, et al. Gum chewing enhances early recovery from postoperative ileus after laparoscopic colectomy. Journal of the American College of Surgeons, 2002.

薯條致癌嗎？

◎drfanfan

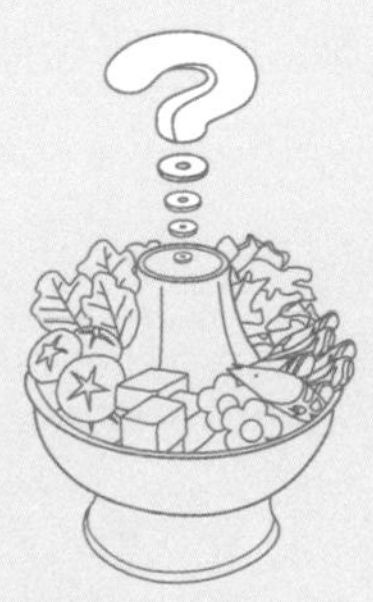

有些富含澱粉食品經煎烤等高溫加工處理後會產生丙烯醯胺，這是一種致癌殺手！按世界衛生組織制定的標準，成年人每天從飲食中吸收的丙烯醯胺量不應超過1微克，而每公斤薯條或薯片平均含丙烯醯胺1,000微克！請愛吃薯片薯條者「忍痛割愛」，管住自己的嘴吧！

「人類正遭受到丙烯醯胺嚴重威脅」，這條消息足夠駭人聽聞。更有意思的是，這則消息還抬出了世界衛生組織來背書，看起來也是繪聲繪影。本文希望通過細數流言裡那些誇大、失實、不具科學根據的說法，使大家能正確認識和理性對待食物中的丙烯醯胺。

「丙烯醯胺」不是新鮮事物，首先，它的名字一聽就是化工產品，讓人沒有好感，再加上這幾年媒體報導的推波助瀾，先後有過《薯條、薯片恐致癌；每月不宜吃逾2次》、《薯條、黑糖藏致癌丙烯醯胺》、《吃一包小薯，罹癌增加500倍》這樣的報導，使得不少人對此產生恐慌。衛福部食藥署於2016年1月發布的「食品中丙烯醯胺指標值參考指引」訂出薯條、洋芋片、麵包等12類食品的丙烯醯胺指標值。食藥署簡任技正鄭維智表示，此前全世界僅歐盟訂有食品中丙烯醯胺的指標值參考指引，台灣跟進歐盟成為第二個訂參考指引的國家，丙烯醯胺是食品製程中產生的物質，以馬鈴薯為例，只要油炸溫度超過120℃，就會產生丙烯醯胺，該物質在國際癌症研究機構定義為2A物質，表示對動物具致癌性，但尚無人類致癌實證，目前全球尚無國家針對食品中丙烯醯胺訂定限量標準[1]。

所謂的世界衛生組織建議

流言中提到了世界衛生組織，讓我們去看看到底怎麼回事。

首先，世界衛生組織從沒公佈過丙烯醯胺是「一項突破性科學發現」。2002年6月，世界衛生組織和聯合國糧農組織

（FAO）聯合召開了食品中丙烯醯胺污染專家諮詢會議，對食品中丙烯醯胺的食用安全性進行了探討。

2005年2月，聯合國糧農組織和世界衛生組織聯合食品添加劑專家委員會（JECFA），根據已有資料，對食品中的丙烯醯胺進行了系統的風險評估。同年3月，世界衛生組織發佈了總結報告，指出某些食品中含有的丙烯醯胺可能會成為公共衛生問題，因為動物實驗表明，丙烯醯胺能夠致癌，但是從動物實驗推導到人體，以及丙烯醯胺對人體的致癌機理仍存在很多不確定因素，有待進一步研究。報告最後呼籲企業探索降低、減少食品中丙烯醯胺的方法。[2]

假如說有和「突破」沾邊的，那就是以前沒發現食物加工過程也能產生丙烯醯胺（丙烯醯胺是生產聚丙烯醯胺的原料，此前有一些職業接觸人群的流行病學資料）。

其次，世界衛生組織沒有制定丙烯醯胺的限量標準，也沒說過「成年人每天從飲食中吸收丙烯醯胺的量不應超過1微克」。恰恰相反，世界衛生組織在所有檔中反覆強調，丙烯醯胺導致人體致癌的機理尚不明確，有待各國研究，因此，無法提出人們吃多少容易產生丙烯醯胺的食物就會致癌的建議。

唯一的建議就是公眾應該注意膳食平衡，少吃高溫油炸和高脂肪的食物。連致癌的機理都不明確，哪裡會有限量標準呢？直到現在，謠言粉碎機調查員也沒有發現任何一項研究可以證明，「在正常食用食物的情況下，丙烯醯胺能夠致癌」。

健康飲食才是正道

丙烯醯胺的形成與加工烹調方式、溫度、時間、水分等有關，不同食品加工方式和條件不同，其形成丙烯醯胺的量有很大不同，即使不同批次生產出的相同食品，其丙烯醯胺含量也有很大差異。

丙烯醯胺不僅是「西方人主食的煎烤烘焙食物中含有」，事實上，從24個國家獲得的食品中丙烯醯胺檢測資料（2002至2004年）表明，丙烯醯胺含量較高的三類食品平均值從高到低是：咖啡及其類似製品，平均含量為每公斤0.509毫克，最高含量為每公斤7.3毫克；高溫加工的土豆製品（包括薯片、薯條等），平均含量為每公斤0.477毫克，最高含量為每公斤5.312毫克；早餐穀物類食品，平均含量為每公斤0.313毫克，最高含量為每公斤7.834毫克。

我們可以看到，薯條中的丙烯醯胺含量確實不低，但薯條只是含有該類物質的眾多食物中的一種，如果因為這個原因就要避免的話，需要避免的食物會有很多。根據目前的科學證據，沒必要對這些食物中的丙烯醯胺感到特別恐慌。所有物質有沒有毒全在於你吃進去多少。從健康飲食和實際的角度，與其呼籲人們不要吃這個、不要吃那個，不如建議大家做到食物多樣化（不偏食）、均衡營養、少吃煎炸烘烤等高溫調理的食物，這樣就能減少很多健康風險，包括丙烯醯胺在內。

此外我也想指出一點，與吸煙的危害相比，食物中丙烯醯胺的危害要小得多。[3]

A

謠言粉碎。

流言誇大了食物中丙烯醯胺的危害，有危言聳聽之嫌。目前還沒有充分證據表明，通過食物攝入的丙烯醯胺與某種腫瘤的發生有明顯關係，世界衛生組織也沒有制定過安全限量標準。對公眾的建議是：避免長時間或高溫烹飪澱粉類食品，注意膳食平衡，改變以油炸和高脂肪食品為主的飲食習慣。

參考資料

[1] 衛生福利部食藥署「食品中丙烯醯胺指標值參考指引」。

[2] WHO. Acrylamide levels in food should be reduced because of public health concern says UN expert committee.

[3] WHO. Frequently asked questions—acrylamide in food.

一次醉酒相當於輕度肝炎嗎？

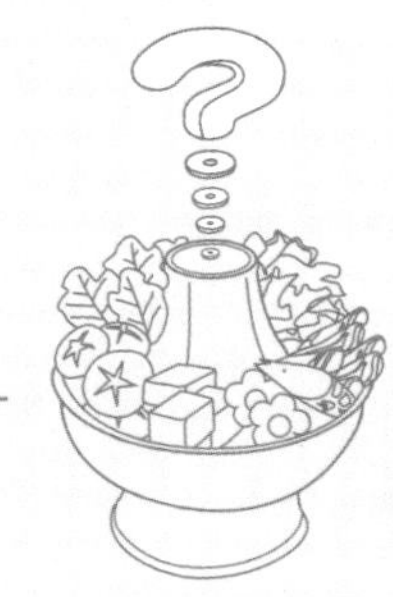

◎叫我石榴姐

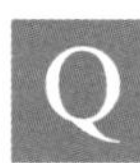

喝醉一次，就相當於得一次輕度肝炎。正常人平均每日飲酒精40~80克，五年內患慢性酒精性肝病的概率為50%，八到十年就可發生肝硬化，進而引發肝癌。醫學專家推測，長期過量飲酒者，平均縮短壽命20~30年，無疑是慢性自殺。

流言中提到的「喝醉一次，就相當於得一次輕度肝炎」的原始出處，應該是《生命時報》的一篇報導，裡面說：「近日，中國首席健康專家、74歲的萬承奎教授講述他的健康『秘方』時提到：『喝醉一次白酒，等於得一次急性肝炎。』」

我們來看一下這兩個說法各存在什麼問題吧。

首先，關於「肝炎」，流言和報導都交代不清。若是指的酒精性肝病，也應該說明診療指南中明確規定的「有長期飲酒史，一般超過五年」。

其次，流言中的「輕度肝炎」應該是輕度慢性肝炎（病程六個月內），而該教授所指的「急性肝炎」應該是指病毒性肝炎中的急性肝炎（發病在七天內）。為什麼萬教授會說「急性肝炎」呢？可能是因為飲酒同病毒感染一樣，可以導致肝細胞的損害，但損傷程度較輕，僅表現為輕微不適、抽血化驗生化指標稍高等，與急性肝炎的表現相當，可作為初步診斷。但這個說法更多只是出於他自己的理解和比喻，尚未找到明確的文獻支持該觀點。

肝炎種類及酒精性肝炎

肝炎，通常是指由多種致病因素，如病毒、細菌、寄生蟲、化學毒物、藥物和毒物、酒精等侵害肝臟，使得肝臟細胞受到破壞，肝臟的功能受到損害。它可以引起一系列身體不適症狀，以及肝功能指標的異常。根據導致肝炎的原因不同，肝炎可以具體分為：病毒性肝炎、酒精性肝炎、自身免疫性肝炎、藥物性肝炎、非酒精性脂肪性肝炎。

人們通常所說的肝炎應該是上述分類中的「病毒性肝炎」，根據致病的病毒不同，可分為甲（A）、乙（B）、丙（C）、丁（D）、戊（E）五型病毒性肝炎（分別由HAV、HBV、HCV、HDV、HEV病毒所致），其中以前三型（甲型肝炎、乙型肝炎、丙型肝炎）為常見，又以乙型肝炎的危害最大。病毒性肝炎患者常終生攜帶病毒，是此類病毒的重要傳染源。

飲酒的確可以導致肝損傷。一方面，飲酒可以直接損傷肝臟，導致酒精性肝病；另一方面，大量飲酒可以降低機體免疫力，常常合併HBV、HCV感染導致病毒性肝炎，進而損傷肝臟。

酒精性肝病是由於長期大量飲酒導致的肝臟疾病。初期通常表現為脂肪肝，進而可發展成酒精性肝炎、肝纖維化和肝硬化。嚴重酗酒時可誘發廣泛肝細胞壞死，甚至肝功能衰竭。[1]

酒精對壽命有什麼影響？

飲酒對壽命的影響應該視飲酒的程度而定。豪飲（一次性大量飲酒）、酗酒（經常性大量飲酒）都是最有害的飲酒方式。流言中說到的「五年內患慢性酒精性肝病的概率為50%，八到十年就可發生肝硬化，進而引發肝癌。醫學專家推測，長期過量飲酒者，平均縮短壽命20~30年」，均出處不明。不過，2010年美國肝病學會《酒精性肝病診療指南》中曾指出：飲用酒精超過每天40克，被認為是發展為酒精性肝硬化的閾值；超過每天60克的個體，90%發展為脂肪肝；男性超過每天60~80克、女性超過每天20克，持續十年以上，5%~41%的人可增加肝硬化發生的風險。[2]

而酒精性肝病視其嚴重程度，有不同預後：酒精性脂肪肝在戒酒後可完全復元；酒精性肝炎如能及時戒酒和治療，大多也可恢復，主要死亡原因是肝功能衰竭；酒精性肝炎，可進一步發展為酒精性肝硬化。肝硬化的諸多合併症，如肝性腦病、肝癌等，都會導致病人死亡。

A

謠言粉碎。

「喝醉一次，就相當於得一次輕度肝炎」的説法並不準確，對讀者有一定的誤導性。畢竟，酒精性肝炎與病毒性肝炎有不同的原因和社會意義。酒精性肝病並不像病毒性肝炎那樣具有傳染性，並且在一定程度上通過正確的治療手段可以恢復。因此，不管是對於肝病患者還是其周圍人，這兩者的社會意義完全不同。人們也沒有必要談「肝炎」色變。但值得注意的是，「肝炎→肝硬化→肝癌」被稱為肝癌發生的「三部曲」。所以，喝酒還是要適量。

參|考|資|料

[1] 中華醫學會肝病學分會脂肪肝和酒精性肝病學組2010年修訂的《酒精性肝病診療指南》。

[2] 美國肝病學會：《酒精性肝病診療指南》，2010。

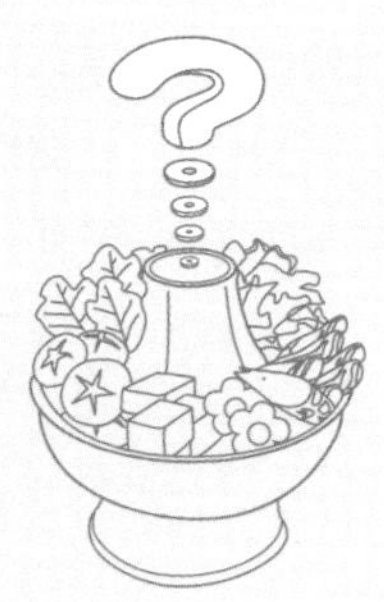

長期喝豆漿會得乳腺癌？

◎阮光鋒

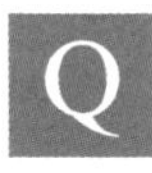

豆製品中含有大量植物雌激素（以大豆異黃酮為主），未能吸收的植物雌激素會在人體內積聚，造成人體內雌激素偏高，提高乳腺癌患病概率。

作為一種傳統食材，大豆在中國膳食結構中佔有相當重要的地位。豆漿油條早已經被唱進流行歌曲，豆腐腦、豆豉、豆干、豆皮等等也都是我們日常生活中常見的美味。

但「女性常年喝豆漿會導致乳腺癌」的說法卻一直在網路上流傳。受此觀點的影響，很多女同胞都不再敢喝豆漿，甚至徹底與豆類食物斷絕關係。到底真相如何呢，請隨我們來看看豆製品中的雌激素到底是怎麼回事。

植物雌激素具有雙向調節作用

植物雌激素（phytoestrogens），是一類天然存在於植物中的非甾體類化合物，因其生物活性類似於雌激素而得名，大豆中的大豆異黃酮就是其中之一。植物雌激素在食物中的分佈還是蠻廣泛的，如扁豆和穀物中的木酚素、黃豆芽中的香豆素，都是植物雌激素。

一提雌激素，許多人就心懷顧慮，因為過高水準的雌激素有引起乳腺癌、子宮內膜癌、子宮肌瘤、子宮出血的危險。但植物雌激素和人的雌激素是不一樣的。研究發現，植物雌激素對女性體內雌激素水準起到的是雙向調節作用。植物激素具有與雌激素相似的分子結構，可以和雌激素受體結合，產生與雌激素類似的作用，但是這個作用比人體內的雌激素要小。當人體內雌激素不足的時候，它的結合可以起到補充雌激素的作用；而當體內雌激素水準過高時，它的結合又因為阻止了雌激素的結合，而起到抑制的作用，相當於降低了雌激素的水準。因此，植物雌激素又被稱為女性雌激素水準的調節器。[1]

大豆異黃酮不會導致乳腺癌

和流言所述的相反，大量研究都證實，適量吃豆製品可以預防乳腺癌。流行病學研究顯示，亞洲人因攝入大量的大豆及大豆製品，因而乳腺癌和前列腺癌的發病率和死亡率均低於西方人[2]。《上海乳腺癌現狀調查》研究了上海市5,042名20~75歲女性乳腺癌患者，發現吃豆製品可顯著降低乳腺癌患者的死亡率[3]。對生活在新加坡的中國女性進行的膳食與乳腺癌病例對照研究的結果也表明，大豆對乳腺癌的發生有顯著預防作用[4]。2008年，發表在《英國癌症雜誌》（British Journal of Cancer）的一篇文章也表明，大豆裡的大豆異黃酮不但不會增加乳腺癌的風險，反而會降低乳腺癌的患病率，尤其在大豆類食品消費量較高的亞洲人群中[5]。

此外，發表在世界權威醫學雜誌《癌症》（Cancer）的文章《國際乳房健康和癌症指南》列舉了一些世界各國預防乳腺癌的方法，其中預防乳腺癌的飲食方法之一，就是要適量吃大豆及其製品[6]。可見，食用豆漿等豆製品不但不會使女性患上乳腺癌，反而可以降低乳腺癌發生風險，是乳腺癌發生的保護性因素[7]。

豆製品，更年期女性的良好選擇

進入更年期後，女性體內的雌激素水準明顯下降，引發一系列身體不適症狀，臨床上稱為「婦女更年期綜合症」。另外，雌激素減少還會降低鈣的吸收和利用率，使骨質密度下降突然加快，導致骨質疏鬆，對女性健康產生長遠的不利影響。此時，女性特別需要有利於穩定體內雌激素水準的食物，而大豆恰好是很好的選擇。

食用大豆異黃酮食品可彌補由於絕經而減少的雌激素，從而減輕或避免引起更年期綜合症[8]。澳大利亞的科學家研究發現，更年期婦女如果每天食用45克大豆，其更年期綜合症的發病率就會降低40%[9]。飲食中含有豆類食物，可緩解更年期婦女潮熱出汗的症狀[10]。大豆異黃酮還能改善更年期或臨近更年期婦女全身的動脈彈性[11]。對478名絕經後女性進行的調查發現，吃豆製品可以有效地降低骨質疏鬆[12]。還有研究發現，每天攝入大豆異黃酮100毫克是安全的，並能很好地預防經期綜合症和心血管疾病[13]。

食用豆製品的小撇步

《中國居民膳食指南》推薦每天食用大豆類食品30~50克。日常飲食中應該適量吃一些豆製品，尤其是更年期婦女，可以降低更年期綜合症的發病率。

豆漿必須煮熟。生豆漿含有凝集素和胰蛋白酶抑制劑，這兩種物質攝入過多，可能使人噁心、嘔吐、消化不良甚至中毒。豆漿經過充分加熱，所含的這兩種物質可以消除，可讓我們安全飲用。痛風病人最好在膳食指南的基礎上適量減少豆製品。痛風病人不必絕對遠離豆漿，只是應當注意在喝豆漿的同時，相應減少肉類的攝入。控制每日蛋白質的總量才是關鍵。

A

謠言粉碎。

大豆中含有的異黃酮類物質確實是植物雌激素，不過許多研究都表明，食用大豆製品不僅不會增加乳腺癌的風險，反而可以降低乳腺癌患病率，對於預防和減輕更年期綜合症也有一定的作用，是很好的女性食品。

參|考|資|料

[1] 王曉稼、鄭樹，植物雌激素與乳腺癌研究進展，國外醫學腫瘤學分冊，2004。

[2] Dellapenna D. Nutritional genomics: Manipulating plant micronutrients to improve human health. Cancer and Metastasis Reviews, 1999.

[3] Xiao Ou Shu, et al. Soy Food Intake and Breast Cancer Survival. JAMA, 2009.

[4] Lee HP, Gourley L, Dully SW, et al. Dietary effects on breast cancer risk in Singapore. Lancet, 1991.

[5] A. H. Wu, M. C. Yu, C-C Tseng and M. C. Pike. Epidemiology of soy exposures and breast cancer risk. British Journal of Cancer, 2008.

[6] Anne McTiernan, Peggy Porter and John D. Potter. Breast Cancer Prevention in Countries With Diverse Resources. CANCER, Volume 113, Issue S , 1 October 2008.

[7] 汪洋，大豆異黃酮攝入與乳腺癌及前列腺癌發生風險的Meta分析，第三軍醫大學碩士學位論文，2010.

[8] Samii H, Sina S. Comparison of the therapeutic effects of soybeans with HRT on menopausal syndrome manifestations. Journal of babol university of medical science (JBUMS), 2005.

[9] 李玉珍、林親錄、肖懷秋等，大豆異黃酮的功能特性研究進展，中國食物與營養，2005.

[10] Albertazzi P, Pansini F, Bonaccorsi G, et al. The effects of dietary soy supplementation on hot flushes. Obstet Gynecol, 1998.

[11] Morabito N; Crisafulli A; Vergara C Effects of genistein and hormone replacement therapy on bone loss in early postmenopausal women: A randomized double-blind placebo-controlled study，Biochemical Pharmacology, 2002.

[12] Somekawa Yoshiaki, Chiguchi Miki, Ishibashi Tomoko, et al. Soy Intake Related to Menopausal Symptoms, Serum Lipids, and Bone Mineral Density in Postmenopausal Japanese Women. Obstetrics & Gynecology, 2001.

[13] Kyung K. Han, Jose M. Soares, Mauro A Haidar, et al. Benefits of Soy Isoflavone Therapeutic Regimen on Menopausal Symptoms. Obstet Gynecol, 2002.

男人不能喝豆漿嗎？

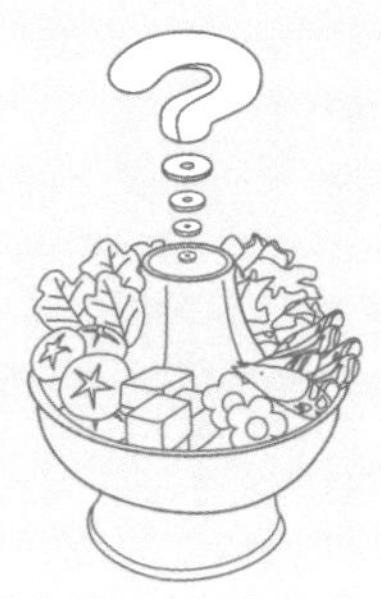

◎阮光鋒

Q

男人不能喝豆漿，因為豆漿中含雌激素，男人喝了會出現乳房發育、不長鬍子、變娘娘腔等女性化特徵。不僅如此，男人喝豆漿精子數量會減少，豆漿殺精！

豆漿本來是一種非常普通和常見的食物，但是近年來，關於豆漿有害的各種說法卻越來越多，弄得人心惶惶。剛剛討論過女性喝豆漿是不是會得乳腺癌的問題，「男性喝豆漿會變得女性化」、「豆漿殺精」的質疑又撲面而來。這個流言成立嗎？

男人女性化？正常劑量下不可能

植物雌激素的生物活性只有藥物雌激素的千分之一，只要攝入的劑量不大，是不可能逆轉激素平衡，影響到男性性徵或男童正常發育的。

豆漿中的植物激素主要是大豆異黃酮，並且含量不高。南昌大學食品科學與技術國家重點實驗室2011年對日常生活中常見的11類豆類食品共計51個樣品進行測定發現，豆漿中大豆異黃酮的含量小於每毫升100微克，豆奶粉類小於每克100微克[1]，喝一杯200毫升的豆漿攝入的大豆異黃酮才不過20毫克。《中國居民膳食指南》推薦每天食用大豆類食品30~50克，通常，大豆中異黃酮的含量為每克3.5毫克，按照推薦食用量，一天攝入的大豆異黃酮不過105~175毫克。這個劑量水準不可能使男性出現女性化的影響。

殺精？證據不足

豆漿殺精、影響生殖能力的說法最早源於一些動物實驗。有動物實驗發現，被餵食大豆食物的動物出現了生育能力下降[2]、睪酮減少[3]的現象。這樣的結果促使後來的研究者開展了人群方面的研究。2008年，哈佛大學公共健康學院的研究者發表在《人類生殖學》（Human Reproduction）上的一篇論文中，實驗者讓99名在不孕不育門診治療的男性填寫了調查問卷，讓每個人描述在過去三個月中攝入15種豆製品的頻率與數量，同時採集了他們的精液樣本。結論發現，吃豆製品的數量和精子的濃度呈負相關。不過研究人員自己也表示，這樣的實驗設計無法建立起攝入豆製品和精子濃度的因果關係[4]。另一方面，也有研究人員發現膳食植物雌激素大豆異黃酮對於保護精子DNA的完整性、防止損傷有好處[5]。不過，防止損傷的機理還不明確，還需更深入的研究。

2009年發表在《生殖與不育》雜誌（Fertility and Sterility）上的一項研究也與「殺精」的結論相反。研究者對比了不同飲食方式的男性精子數量和活力，發現那些長期吃肉類等高脂肪食物的人，其精子數量和活力均有減少的情況；而那些吃蔬菜、水果及豆類的人精子數量和活力較好[6]。分析其原因，可能是這些食物通常含有較多的抗氧化物質。有不少研究都發現，抗氧化物質含量高的飲食通常都意味著更好的精子數量和活力[7]，大豆中含有豐富的抗氧化物質，這可能是它對精子有好處的依據。同年，發表在這個期刊上的另一項臨床方面的薈萃分析*發現，即使是

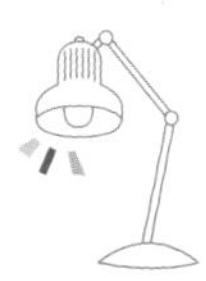

* 薈萃分析，又稱「Meta 分析」，Meta意指較晚出現的、更為綜合的事物。通常用於命名一個對原始學科進行評論的相關新學問，包括數據結合以及對結果的流行病學探索和評價，以原始研究的發現取代個體作為分析實體。

高劑量的大豆異黃酮（每天攝入大豆異黃酮超過150毫克，有些人甚至達到了900毫克/天），也不會對男性的精液數量和精子品質產生影響。[8]

鑒於研究結果的多樣，2010年，日內瓦醫學院的研究者對大豆及植物激素對男性生殖健康的影響進行了綜述分析。研究者認為，目前雖然有一些動物實驗和細胞實驗發現植物雌激素會影響生育功能，但現有的人群研究並不能得出植物雌激素對男性生殖有害的結論，相關的研究還不全面，還需繼續深入研究[9]。2012年的一項綜述分析也是相同的觀點：豆類食物對生育能力的影響尚未可知。[10]

總的來說，目前並沒有足夠的研究可以證明豆漿會殺精或是影響男性生殖能力。

豆漿其實也可以呵護男人

實際上，適當吃些大豆，對於男性可能是有益的。

有不少研究都發現，經常性食用大豆異黃酮可以降低患前列腺癌的風險[11]。2007年10月發表於《營養學雜誌》（Journal of Nutrition）上的一項研究表明，攝入大豆蛋白可以降低男性前列腺的雄激素受體表達量[12]，這與多項主張豆漿和豆製品有利於預防男性前列腺癌的流行病學研究結果是一致的[13]。除了預防前列腺癌之外，研究發現，適量吃豆製品還可以預防骨質疏鬆[14]、心血管疾病[13]、胃癌[15]、肺癌[16]等疾病。總體來說，適量喝豆漿、吃豆製品對男性的好處也是很多的。

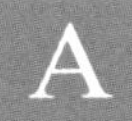

謠言粉碎。

大豆中含有的異黃酮類物質確實是植物雌激素，但其活力低，不可能影響男性性徵、使男人女性化；目前也沒有足夠的研究可以證明豆漿殺精或者影響男性生殖能力；而流行病學研究發現適量喝豆漿、吃豆製品有利於預防前列腺癌等多種疾病。總之，男人是可以放心喝豆漿的。

參|考|資|料

[1] 高麗英、聶少平、邱奇琦等，豆類食品中4種大豆異黃酮的含量分析，中國食品學報，2011。

[2] Glover A, Assinder SJ. Acute exposure of adult male rats to dietary phytoestrogens reduced fecundity and alters epididymal steroid hormone receptor expression. J Endocrinol, 2006.

[3] Weber KS, Setchell KDR, Stocco DM, Lephart ED. Dietary soy-phytoestrogens decrease testosterone levels and prostate weight without altering LH, prostate alpha-reductase or testicular steroidogenic acute regulatory peptide levels in adult male Sprague-Dawley rats. Endocrinol, 2001.

[4] Jorge E. Chavarro, Thomas L. Toth, Sonita M. Sadio, et al. Soy food and isoflavone intake in relation to semen quality parameters among men from an infertility clinic. Human Reproduction, 2008

[5] Song G, Kochman L, Andolina E, Herko RC, Brewer KJ, Lewis V. Beneficial effects of dietary intake of plant phytoestrogens on semen parameters and sperm DNA integrity in infertile men. 2nd American Society of Reproductive Medicine Annual Meeting, New Orleans, LA, October 21–25. Fertil Steril 2006; 86: s49.

[6] Food intake and its relationship with semen quality: a case-control study. Fertility and Sterility, 2009.

[7] Eskenazi B, Kidd SA, Marks AR, Sloter E, Block G, Wyrobek AJ. Antioxidant intake is associated with semen quality in healthy men. Hum Reprod, 2005.

[8] Hamilton-Reeves JM, Vazquez G, Duval SJ, Phipps WR, Kurzer MS, Messina MJ. Clinical studies show no effects of soy protein or isoflavones on reproductive hormones in men: results of a meta analysis. Fertil Steril, 2009.

[9] Christopher R. Cederroth, Jacques Auger, Céline Zimmermann, Florence Eustache, Serge Nef. Soy, phytoestrogens and mal reproductive function: a review. International Journal of Andrology, 2010.

[10] Christopher Robin Cederroth, et al. Soy, phytoestrogens and their impact on reproductive health. Molecular and Cellular Endocrinology, 2012.

[11] 汪洋，大豆異黃酮攝入與乳腺癌及前列腺癌發生風險的Meta分析，第三軍醫大學碩士學位論文，2010。

[12] Hamilton-Reeves JM et al. Isoflavone-Rich Soy Protein Isolate Suppresses Androgen Receptor Expression without Altering Estrogen Receptor-β Expression or Serum Hormonal Profiles in Men at High Risk of Prostate Cancer. Journal of Nutrition, 2007.

[13] (1, 2)Nagata Y et al. Dietary Isoflavones May Protect against Prostate Cancer in Japanese Men. Journal of Nutrition, 2007.

[14] Teresa Cornwell, Wendie Cohick, Ilya Raskin. Dietary phytoestrogens and health. Phytochemistry, 2004

[15] C Nagata, et al. A prospective cohort study of soy product intake and stomach cancer death. British Journal of Cancer, 2002.

[16] Taichi Shimazu, et al. Isoflavone intake and risk of lung cancer: a prospective cohort study in Japan. Am J Clin Nutr, 2010.

胡蘿蔔吃多了會維生素A中毒嗎？

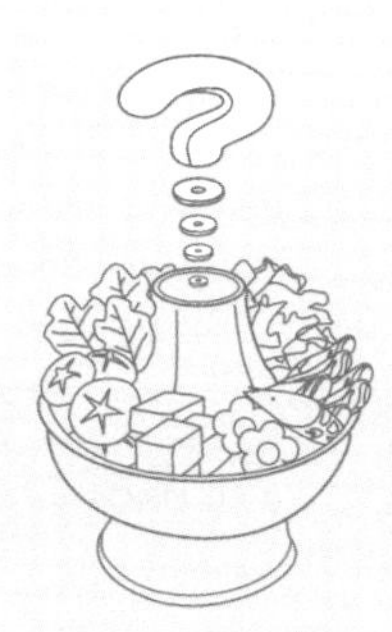

◎饅頭家的花卷

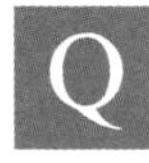

維生素A攝入過多有慢性和急性中毒的風險，胡蘿蔔中維生素A含量高，所以吃多了會中毒。

胡蘿蔔中含有的是不是維生素A呢？讓我們從頭說起。

維生素A的發現可以追溯到20世紀初。當時，人們發現，除了碳水化合物、蛋白質和脂肪這三大營養素以外，還有另外一種特殊的營養物質對牲畜的健康起著非常重要的作用。隨後，科學家先後發現了「水溶性B因數」（來源於穀物）和「脂溶性A因數」（來源於動物脂肪），它們分別被命名為「維生素B」和「維生素A」。由於維生素A在我們的體內是以視黃醇的形式儲存的，因此實際上維生素A一般指的就是「視黃醇」這種化學物質。

那麼，維生素A對我們的身體有什麼用呢？其實它的作用就擺在字面上呢。視網膜的英文為「retina」，而視黃醇的英文叫作「retinol」，你看，詞根完全一樣！中文裡也一樣，都有個「視」嘛。這種物質之所以被命名為視黃醇，正是因為人們發現它是合成視覺細胞中感光物質的關鍵，與人和動物的視覺功能有著緊密的聯繫，因此，維生素A缺乏症的常見症狀就是夜盲症和視力減退（嚴重的會導致全盲）。除此之外，維生素A還可以幫助維持上皮細胞的結構，同時它還能發揮生長激素的作用。因此缺乏維生素A的人，還會表現出皮膚乾燥、角質化等症狀，而對於兒童來說，缺乏維生素A將會嚴重影響身體的生長和發育。

維生素A對人很重要，但是脂溶性的維生素A在體內代謝速度很慢，過量攝入的維生素A會以視黃醇的形式儲存在肝臟中，時間長了會引起慢性的肝損害；如果一次性攝入劑量太大，還會引發急性中毒，嚴重的甚至會導致死亡；對孕婦來說，有證據表明，在孕早期過量攝入維生素A，會導致胎兒畸形的風險顯著上升。以前有歐洲探險者在北極吃了北極熊肝臟導致的急性維生素A中毒的案例（北極熊肝臟維生素A極高），現在偶見有皮膚病症狀的成人20~30倍於推薦攝取量服用維生素A，或不根據醫囑而長期大量攝取維生素A，最終發生慢性維生素A中毒。維生素A每日推薦攝取量為（視黃醇形式）：男性每日2970IU（國際單位），相當於891微克；女性2310IU，相當於693微克。

曲線救國的β-胡蘿蔔素

由於維生素A是脂溶性的，因此在動物的脂肪，尤其是肝臟中含量豐富。只要能吃到足夠量的動物性食品，保證維生素A的攝入就毫無壓力。不過問題來了，像牛、羊這種食草動物，一輩子不碰葷腥，它們體內的維生素A是哪裡來的呢？這裡就要請出我們的另一位主角——β-胡蘿蔔素。β-胡蘿蔔素大家其實並不陌生，顧名思義，胡蘿蔔裡面就含有大量的這種東西。但它和維生素A到底是什麼關係呢？

從化學構造上看，β-胡蘿蔔素就是兩個視黃醛分子尾巴接尾巴連起來的樣子。不過，只要把β-胡蘿蔔素從中間劈兩半，就能得到維生素A了。

其實，這個「劈」分子的工作，需要一種酶（β-胡蘿蔔素15,15'－單加氧酶）的催化才能完成。在酶的催化作用下，一個β-胡蘿蔔素分子被一分為二，末端再分別接上一個氧原子，就搖身一變成了兩個視黃醛分子。食草動物和雜食動物（包括人類）體內都有這種酶，因此可以通過這種曲線救國的方式，從植物性食物中獲取維生素A；而純食肉動物由於不需要這樣的轉化過程，體內也就幾乎不存在這種酶啦。

β-胡蘿蔔素攝入過量會怎樣？

所以，從動物性食品（如肝臟）中可以直接獲取維生素A（以視黃醇酯化物的形式），而β-胡蘿蔔素並不是維生素A本身，而是它的一種前體。

β-胡蘿蔔素要在體內轉化成維生素A，需要一個生化反應的過程才能完成。在代謝過程中，物質的轉化必然會涉及「轉化率」這個概念。由於酶的活性因人而異，因此每個人將β-胡蘿蔔素轉化成維生素A的效率也有很大的差異。一般來說，日常膳食中這一效率大約是直接攝取維生素A的1/12，因此，要想通過植物性食品來源中的β-胡蘿蔔素來補充維生素A，β-胡蘿蔔素含量必須達到一個較高水準才能夠實現。

前面我們說到過維生素A攝入過量，但這些中毒症狀都是由直接攝入視黃醇（酯）形式的維生素A引起的，攝入相同當量（即按視黃醇的12倍計算）的β-胡蘿蔔素則沒有觀察到中毒症狀，這是由於β-胡蘿蔔素被吸收之後會先儲存在肝臟和脂肪細胞等部位，等到身體需要的時候才會被轉化為視黃醇——相當於增加了一層緩衝和調控機制。類似的是，我們吃葡萄糖下去，血糖立馬就飆上去了，而吃其他一些糖類物質，由於受到限速酶的調控，血糖的升高就沒那麼快。

這些儲存在身體中的β-胡蘿蔔素幾乎是沒有毒性的，不過，過量的β-胡蘿蔔素也不是對身體一點影響都沒有——這種橙色的色素大量進入血液，能讓你的皮膚變黃。大家可能經常聽說有些孩子一口氣吃了好多橘子（或者胡蘿蔔、南瓜），吃得臉都發黃了，這種症狀被稱為「胡蘿蔔素血症」。

胡蘿蔔素血症聽上去是個很可怕的名字，但是別擔心，這種症狀的恢復是一個良性過程，只要停止攝入含有大量β-胡蘿蔔素的食物（胡蘿蔔、南瓜、紅薯等）二到六周，皮膚中的黃色就會自行消退了，對身體健康也沒有影響，只是普通的「面子問題」罷了。因此，通過β-胡蘿蔔素的途徑來補充維生素A這件事，其實是相當安全的。

A

謠言粉碎。

愛吃胡蘿蔔的你不必擔心吃多了會維生素A中毒。但如果你有維生素A缺乏症或者有一些需要吃維生素A的皮膚病，一定要謹遵醫囑。

參|考|資|料

[1] 各種維生素、礦物質、輔酶的每日推薦攝入量和攝入最高上限。

[2] 維基百科：維生素A。

[3] 維基百科：胡蘿蔔素。

[4] β-胡蘿蔔素在人體內轉化為維生素A的過程。

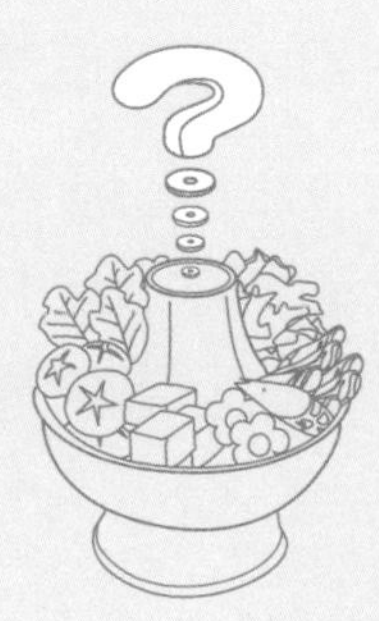

番茄籽發芽：賣個「胎萌」而已，沒那麼可怕

◎風飛雪

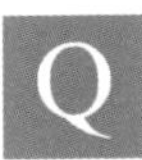

有網友反應，切開一顆自己準備拿來做菜的新鮮番茄後發現，本來應該安安穩穩躺在果實裡的番茄籽，居然像豆芽一樣發芽了！[1]發芽的番茄可能對人的身體健康有影響。

無獨有偶，網上曾流傳過一組據說是「受到福島核電站輻射」的照片，當中也有在果實內發芽的番茄[2]。這不由得讓人心中一陣嘀咕：種子在果實裡就發芽，究竟是怎麼回事？這樣的番茄是否受到有毒有害物質影響而成？吃它會不會對人體造成傷害？這還要從種子的習性說起。

睡還是不睡，這是個問題

眾所周知，種子的使命是為植物傳宗接代。同時，種子由於具有可以隨著風、水、動物等傳播的特性，因此可以使得紮根於土地、不能隨意移動的植物擴大其分佈範圍。此外對於很多草本植物來說，種子還肩負度過不良環境（如寒冷、乾旱等）的重大責任。[3]

不過，種子的這些特性給它帶來了一個問題。由於種子具有一定的壽命，如果要完成傳宗接代的任務，那麼種子在成熟後儘快萌發可以保證最高的成活率；然而，如果要完成傳播或度過不良環境的任務，那麼種子不能成熟後就馬上萌發——否則要嘛來不及擴散，要嘛就是發芽後隨著不良環境的到來而死亡。因此，植物們必須根據自身所處的環境，來選擇合適的策略解決這一問題。

在對擴散和度過不良條件壓力不大的環境中，植物們會選擇種子成熟後就直接萌發的策略。例如很多紅樹種類，在果實還沒有脫離植株的情況下，種子就萌發，長出長長的胚軸。然後隨著掉落插入灘塗之中，形成了獨特的「胎生現象」[4]。這一「種子果內長」的現象，被稱作「胎萌」（vivipary）。此外，一些短生長週期的雜草需要在一年中完成多個生長週期，也會選擇種子成熟後就立即發芽的策略。

不過，更多植物選擇先讓種子安靜地睡一會兒，待到完成傳播或度過不良環境後再來萌發。這一現象，被稱作種子的休眠。

大多數栽培作物的種子或長或短都要經歷一個休眠的過程。這實際上經歷了一個人為選擇過程，因為如果種子沒有休眠，過快萌發而造成胎萌，那麼對於以收穫果實和種子為食的人類來說，會造成產量下降、品質劣化的後果。而具有一定休眠期的品種則可以使人類有時間進行收穫和儲存作業。

如何睡，如何醒？

種子的休眠，可以由多個因素造成[5]。首先，植物可以採用延長種子成熟時間的方式，來起到休眠的作用。例如人參、冬青等，其種子看上去像是成熟了，但實際上胚還未發育完全；而對於蘋果、桃、梨等，則需要胚內部進行一系列生理變化，即後熟作用，其種子才能獲得發芽能力。其次，完整密實的果皮、種皮可以隔絕水和空氣的進入，從而抑制種子的萌發。例如棉花、蓮子等的種皮密實堅硬，是空氣和水的良好絕緣體，這也是為何蓮子能保存千年還能萌發的緣故。第三，一些化學物質的存在，可以誘導種子的休眠。例如高滲環境和有機酸就能有效抑制種子萌發，而一種重要的內源植物激素「脫落酸」（ABA），則可使種子保持休眠狀態。有實驗表明，缺乏內源性脫落酸的植物種子可以不經休眠即萌發。

因此，種子若要萌發，就需要打破上述這些條件的限制。在自然條件下，未發育成熟的種子，會經過後熟作用而獲得發芽能力；而對於存在組織障礙的，則要通過微生物或動物的活動破壞障礙組織，促進發芽；而存在化學抑制物的，則可通過降水沖刷等過程去除抑制物。同時，隨著種子的休眠以及寒冷等環境的誘導，脫落酸的濃度逐漸降低，而另一種內源激素「赤黴素」（GA）的含量開始逐漸上升，最終當赤黴素和脫落酸的量超過一定比例後，種子就做好了萌發的準備，當環境合適之時，就能發芽了。

番茄發芽，並不可怕

對於番茄來說，它的種子自然也遵循著上面的規律。番茄屬於漿果，它的種子浸泡在濃厚、液態的胎座裡。番茄的種子具有一個較淺而短的休眠期[6]，這個休眠期，是由兩個因素決定的，一個是胎座內脫落酸的濃度，另一個是胎座本身的有機酸含量。

在番茄種子發育時期，胎座和種皮內合成了大量的脫落酸，這些脫落酸可以抑制種子中發育成熟的胚不等胚乳發育完全就提早萌發。當番茄的胎座開始液化時，脫落酸的濃度到達頂峰。在這一期間採摘，可以獲得能吃但籽還不至於很硬的番茄。我們吃的番茄，大多就是在這一時期採摘的。如果繼續等到胎座進一步液化、種皮進一步變硬，也就是我們感覺番茄「變老」時，脫落酸的濃度已經降低到不足以抑制種子萌發了。此時，起到抑制種子萌發作用的，是液化的胎座內大量的有機酸和高滲的環境。[7]在番茄變老後，如果繼續存放，那麼情況就不同了。首先，胎座大量液化後會產生空洞，空氣會儲存於其中；其次，液化胎座中的有機酸、糖等成分由於番茄果實自身的代謝作用而被消耗，滲透壓逐漸降低。在這兩者作用下，番茄的種子便會逐漸失去抑制萌發的環境，在獲得空氣之後便萌發了。

此外，生產存儲上經常採用低溫來儲藏番茄，而低溫會誘導脫落酸含量的下降以及赤黴素含量的上升。因此，經過長期低溫儲存的番茄，一旦拿到較為溫暖的環境中，裡面的種子就更容易萌發。番茄內部種子發芽，是果實過熟的一種表現。出現這一現象，意味著這個番茄內大量營養物質已經被消耗，口感變差。同時，發芽的番茄小苗相比於番茄果實，具有更多的龍葵素，所以如果要吃，需要將發芽的籽除去。不過，考慮到營養和口感，遇到這種情況，還是換一個番茄吧。

有人會懷疑番茄種子發芽是否是由於施加了生長調節劑（也就是常說的「植物激素」）造成的。首先需要說明的是，合法按量地使用生長調節劑是農業生產的常規手段，對人體並無傷害。其次，從上面的分析可以看出，赤黴素的確可以打破種子休眠，促進種子萌發。但是，赤黴素一般不用施用於成熟番茄，而多是在播種前對種子做催種處理[8]，並且外源赤黴素的使用很難影響到種子內部內源性赤黴素的含量。因此，番茄種子萌發和施用生長調節劑之間，並沒有直接聯繫。

此外還有人質疑這個番茄是否是被「輻射」或者是轉基因品種。的確有若干基因的突變可造成植物種子更易於胎萌[9]，但值得注意的是，輻射造成的突變是隨機的，對於一個大規模生產的品種中的一個個體，其受到輻射而致突變的概率極低，致使特定基因突變的概率更是可視為零。事實上，只有在輻照育種或化學誘變情況下才可能發生。「轉基因之說」則更是沒有根據。

曾經上市的幾種轉基因番茄，主要是降低乙烯產生以對抗果實軟化，而如前文所說在果實不能充分軟化時是不利於種子萌發的。更何況，現在市場上轉基因番茄幾乎已經完全退市，看到種子發芽便認為是「轉基因」實在牽強。

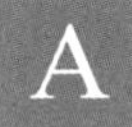

謠言粉碎。

番茄種子在內部發芽，其主要原因是由於番茄過熟。低溫長期儲存更會加劇這種現象。這種現象和植物生長調節劑的使用並無直接關係，更非受到輻射或轉基因所致。種子發芽的番茄在除去芽後食用不會對人體造成傷害，但營養價值和口感均下降，因此並不建議食用。

參|考|資|料

[1] 魯兆明的新浪微博。

[2] 日本疑現巨大變異畸形農作物：或因核輻射產生。

[3] 陸時萬等編，植物學（上），高等教育出版社，1992。

[4] 吳國芳等編，植物學（下），高等教育出版社，1992。

[5] 武維華編，植物生理學，科學出版社，2008。

[6] 劉永慶，番茄種子發育過程的形態和生理特性，中國蔬菜，1994。

[7] 劉永慶等，赤黴素和脫落酸對番茄種子發芽的生理調控園藝學報，1995。

[8] 劉永慶，預浸及赤黴素對番茄種子發芽的影響，種子，1993。

[9] 張莉等，種子胎萌機制研究進展，細胞生物學雜誌，2007。

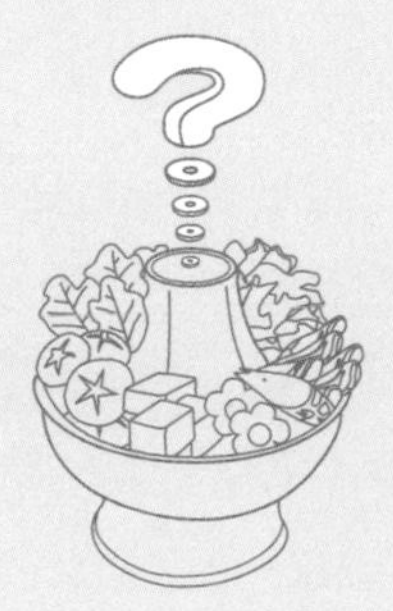

洗豆子出現了泡沫？別害怕！

◎阮光鋒

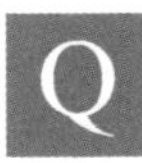

打豆漿泡黃豆的時候會發現有很多泡沫。有些人會擔心，植物食材裡怎麼會出現這麼多泡沫呢？有人說那是髒東西，會危及健康。

食物出現泡沫的情況並不少見，除了洗黃豆，洗或煮紅棗、煮燕麥或者用開水沖燕麥的時候，水面上也會浮出一些泡沫。在家煮骨頭湯，湯裡也會有白色泡沫。這些泡沫都是怎麼回事呢？有泡沫的食物可以吃嗎？

泡沫是怎麼產生的？

小時候玩過吹泡泡的同學都記得，弄一點肥皂水，搖晃均勻，用塑膠圈沾一下就可以吹出泡泡。所以對於能產生泡沫的東西，我們的第一印象都是肥皂水。而現在大家處在了一個對於食品安全事件高度緊張的時代，不熟悉的食品現象常被和奸商的不法行為聯繫在一起，食物中出現來歷不明的泡泡，就成了頗讓人緊張的事情。

其實，所謂「泡泡」，就是氣體被液體隔開的分散體系。泡沫本身屬熱力學不穩定體系，通常純液體不會產生泡沫，但液體中如果含有一種或幾種具有起泡和穩泡作用的表面活性劑，就能產生持續存在數十分鐘乃至數小時的泡沫。

表面活性劑（surfactant）指的是一類能夠降低液體表面張力的化合物，當有攪拌等機械作用時，空氣進入液體並被包埋進去形成泡沫。作為一種「兩親」分子，它既能和水分子親熱，也能和油分子親熱。肥皂中的硬脂酸鹽就是典型的表面活性劑，所以肥皂水可以用來吹泡泡。

食物為何起泡沫？

食物中的很多生物大分子都具有這種「兩親」的特徵，最主要的就是蛋白質。比如燕麥，它含有豐富的優質蛋白——燕麥蛋白，其在燕麥中所占比例可達20%，這些蛋白有很好的起泡性，煮燕麥的時候會在沸水的翻滾下形成氣泡。而骨頭湯中的白色泡沫主要是因為烹調時肉骨頭中的一些可溶蛋白溶解到湯裡，蛋白質產生了起泡作用。

除了蛋白質，食物中還存在另一些具有表面活性作用的高分子物質，能夠產生泡沫。比較常見的就是皂素。

皂素又名皂甙、皂角苷，由皂素元和糖、糖醛酸或其他有機物組成，是一類較複雜的化合物。由於分子中含有親脂的配基和親水的糖基，皂素也是很好的表面活性劑，其水溶液沸騰、振盪時能產生大量持久的蜂窩狀泡沫，故有皂素之稱。洗黃豆時的泡沫主要就是因為大豆裡的皂素，煮紅棗時有泡沫也是因為紅棗中有皂素。

皂素廣泛存在於植物界以及某些海洋生物中，主要分佈於五加科（常見的有人參、三七、西洋參）、豆科（常見的有名字中有「豆」的食物以及花生，不含土豆）、桔梗科（常見的有黨參、桔梗和沙參）、遠志科等植物中。

除了會起泡，皂素還是一類生物活性物質，對健康有一定益處。很多研究發現，皂素有降血脂、降膽固醇、抗菌、抗病毒、抗氧化、抗自由基、抑制腫瘤細胞生長、免疫調節等作用。

不過，皂素也是溶血劑，對消化道黏膜有刺激性，因其在食物中占的比例不高，所以食用並無風險，但是提純後的皂苷需要謹慎使用。

神奇的泡沫食物

你聽說過泡沫美食嗎？回想一下，啤酒的泡沫令人神清氣爽，卡布奇諾咖啡的泡沫讓人回味無窮。其實，泡沫美食早就存在於我們的生活習慣中。泡沫是食品科學中最具吸引力的食物，製作泡沫也是料理界最先進的烹飪技術。

泡沫是食品工業中最具吸引力的食物之一，起泡性在食品加工中的應用十分廣泛。利用起泡作用做成的美食有很多，如奶油、蛋糕、蛋白甜餅、麵包、蛋奶酥、霜淇淋等。這些或酥脆或爽滑的美食，都是因為起泡作用將空氣包裹進了食材，才能有如此口感。食品生產中，有為了增多食物泡沫而使用的一類食品添加劑，即乳化劑。食品中含有水、蛋白質、脂肪、糖等多種組分的多相體系，很多都是互不相溶的。而乳化劑恰恰能使各組分相互融合，形成穩定、均勻的形態，方便食品加工。在食品工業中，常常使用乳化劑來達到乳化、起酥、發泡等目的，它還能改善食品風味、延長貨架期。常見的乳化劑有甘油脂肪酸酯、卵磷脂、大豆蛋白提取物等。

製作泡沫也是料理界最先進的烹飪技術。被稱為「分子美食」技巧之一的泡沫烹飪就是一項非常有意思的烹調技術。它就是通過烹飪將食物做出泡沫，給人以全新的體驗。

A

謠言粉碎。

食物中出現泡沫其實是一種很正常的現象，很多食物中的大分子，比如蛋白質和皂素，都有促進氣泡產生的作用，這些泡沫對人體並無危害。生活中，很多「泡沫食物」還是非常獨特的美食。

煮肉湯表面的泡沫主要是肉中的一些可溶蛋白質溶出，由於水的沸騰而形成了泡沫，其中也會包裹一些油脂，這個泡沫其實是可以吃的，只是不好吃而已。

參|考|資|料

[1] 管驍、姚惠源，燕麥麩蛋白的組成及功能性質研究，食品科學，2007。

[2] 王延峰、賀曉龍、王豔寧等，紅棗中皂　的提取與分離研究，安徽農業科學，2008。

[3] 王先科、史瑩華、王成章等，植物皂　降低機體膽固醇的作用及其機理研究進展，江西農業學報，2010。

[4] 李廣、李浩波、劉璐等，皂甙的生理活性及其應用研究進展，中國農學通報，2003。

[5] 趙維高、劉文營、黃麗燕、盧曉明，食品加工中蛋白質起泡性的研究，農產品加工，2012。

[6] 蘇楊，分子烹飪原理及常用方法探討，四川烹飪高等專科學校學報，2010。

吃一口魷魚相當於吃40口肥肉？

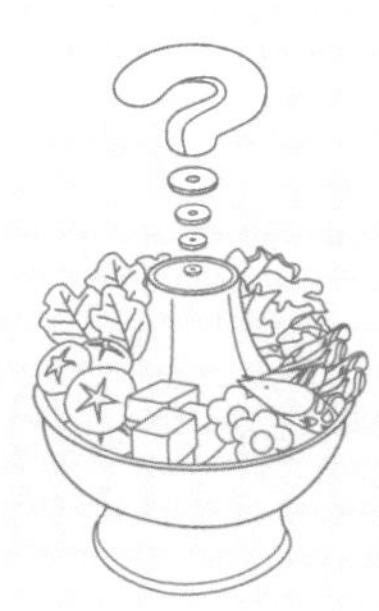

◎阮光鋒

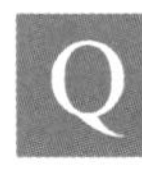

每100克魷魚的膽固醇含量高達615毫克，是肥肉的膽固醇含量的40倍，也就是說一口魷魚等於40口肥肉，高血脂、高膽固醇血症、動脈硬化等心血管病及肝病患者應慎食。[1]

魷魚中究竟含有多少膽固醇呢？不同的品種肯定稍有差異。中國食物成分表的資料顯示，每100克魷魚乾（含水率21.8%）含膽固醇871毫克[1]；美國農業部資料則是，每100克鮮魷魚（含水率78.55%）含膽固醇233毫克[2]，換成同等含水率的魷魚乾，膽固醇含量約為849毫克。可見，鮮魷魚的膽固醇含量大約在240毫克左右，魷魚乾大約是850毫克。相比之下，100克豬肉（肥）含膽固醇109毫克，肥肉含水分8.8%，換成乾重，大約是119.5毫克。

從資料的對比來看，魷魚的膽固醇含量的確挺高，明顯要高於肥肉，但並沒有40倍那麼大的差異，所謂「吃一口魷魚相當於吃40口肥肉」的說法並不準確。高血脂、高膽固醇血症、動脈硬化等心血管病患者也的確應該少吃魷魚等膽固醇含量較高的食物。研究發現，膽固醇攝取過多，尤其是低密度膽固醇攝入過高，會增加心血管疾病的風險[3]。通常建議，每天從食物中攝取的膽固醇含量不要超過300毫克[4]，意味著，大約吃36克的魷魚乾或者125克鮮魷魚，膽固醇的攝取量就接近超標了。所以，魷魚雖然好吃，每次還是不要多吃的好。

肥肉並不比魷魚健康

有人可能會想，既然肥肉的膽固醇含量比魷魚低，那是不是意味著肥肉比魷魚更健康呢？其實不然。

評價食物營養價值的高低並不能只看一種營養素。雖然肥肉的膽固醇含量低於魷魚，但肥肉並非更健康。因為，肥肉的高能量和高脂肪對健康同樣不利。要知道，100克鮮魷魚的能量為92千卡，而同等重量的肥肉能量為632千卡；鮮魷魚的脂肪含量大約為1%，魷魚乾的脂肪含量也只有5%，但肥肉（鮮重）的脂肪高達88.6%[1]。肥肉的能量是同等重量魷魚的七倍左右，脂肪含量也比魷魚高了幾十倍有餘，而且大多是飽和脂肪。飽和脂肪對心血管健康更為不利[5]，美國心臟病協會指南就建議首先要控制總脂肪和飽和脂肪的攝入[6]。同時，魷魚的蛋白質含量為17%，而肥肉只有2.4%，魷魚對於補充人體所需的優質蛋白質也有較大幫助。魷魚中的鈣、鋅、硒等礦物質含量也要明顯高於肥肉。所以，總體來看，魷魚的營養價值還是優於肥肉的。

吃瘦肉，少吃內臟和肥肉

肥肉不僅脂肪含量高，而且膽固醇含量也不低。瘦肉不僅含有豐富的優質蛋白，而且膽固醇含量也更低，如每100克鮮豬肉（瘦）的膽固醇含量是81毫克，牛肉（瘦）是58毫克，羊肉（瘦）是60毫克，雞胸肉是82毫克。因此，建議平時吃肉儘量吃瘦肉，少吃肥肉。

動物內臟中往往膽固醇較高。如100克鮮重內臟的膽固醇含量為：豬肝288毫克，豬腦2,571毫克，豬脾461毫克，豬腰子354毫克，雞肝476毫克，鴨肝341毫克[1]。這些內臟的膽固醇含量都遠遠高於魷魚（每100克鮮重含240毫克）。要減少膽固醇攝入，就要儘量少吃所有膽固醇含量高的食物，動物內臟更應該少吃。

夏日食用海鮮的安全提示

每到夏天，吃海鮮喝啤酒成為人們夜晚消遣的首選。不過，夏季溫度高，海鮮產品往往更容易滋生微生物，食用時也要注意安全。在外優先選擇品質較好的海鮮餐廳，儘量不要在路邊小攤進食，路邊小攤海鮮的品質可能無法保證，食品安全風險較高。

為了減少吃海鮮引發的食品安全風險，要儘量吃新鮮的海鮮，死亡太久及變質海鮮不要吃；選購時，儘量選活的，有異味、死蟹、死貝等最好不要買。

在家烹調時一定要充分加熱，儘量不要生吃。海鮮容易存在寄生蟲、細菌的風險，此外各種深海魚類、蝦蟹在運輸過程中也會遭受重新污染，細菌容易大量繁殖。海鮮中的病菌常見的有副溶血性弧菌等，還可能存在寄生蟲卵，以及加工帶來的病菌和病毒污染。一般來說，在沸水中煮四到五分鐘才能徹底殺菌。同時，加工及烹調時注意生熟用具分開，避免生熟食品交叉污染。

海鮮等水產品除了可能含有較多的膽固醇外，還可能存在重金屬（鉛、汞等）富集的問題，為了減少這些風險，建議每次吃海鮮要適可而止，不要因為它好吃就一次吃很多，一定要節制食欲，對海鮮河味淺嘗輒止。一般來說，每天吃海鮮不宜超過100克。[7]

另外，海鮮也是一類嘌呤含量較高的食物，會升高尿酸，對於有血尿酸高和痛風問題的人，最好不要多吃；有些人對海鮮過敏，就應該儘量避免吃海鮮。

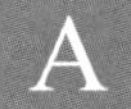

謠言粉碎。

魷魚中的膽固醇含量的確高於肥肉，但魷魚的脂肪含量低，蛋白質含量豐富，和肥肉相比是一種營養更好的食物，只要每次不吃過多，注意食品衛生，依舊可以成為夏季的一道美味。

參|考|資|料

[1] 楊月欣、王光亞、潘興昌，中國食物成分表（2002），北京醫科大學出版社，2002。

[2] Nutrient data for 15175, Mollusks, squid, mixed species, raw. USDA. National Nutrient Database for Standard Reference.

[3] Matthias Briel, Ignacio Ferreira-Gonzalez, John J You, et al. Association between change in high density lipoprotein cholesterol and cardiovascular disease morbidity and mortality: systematic review and meta-regression analysis. BMJ. 2009.

[4] Diet and Lifestyle Recommendations. American Heart Association.

[5] Patty W Siri-Tarino, Qi Sun, Frank B Hu, et al. Meta-analysis of prospective cohort studies evaluating the association of saturated fat with cardiovascular disease. Am J Clin Nutr 2010.

[6] Know Your Fats. American Heart Association.

[7] 中國營養學會，中國居民膳食寶塔，2007。

可樂加曼陀珠，同食撐死人？

◎花落成蝕

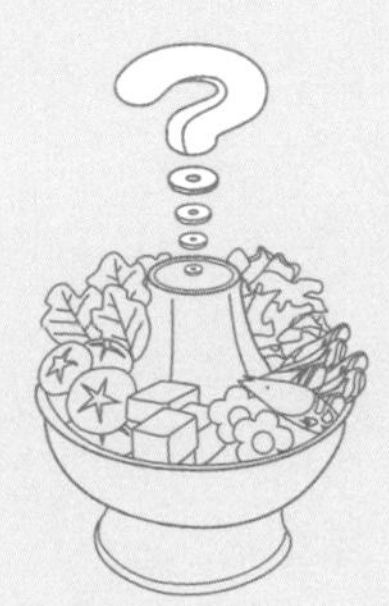

Q

曼陀珠跟可樂放一起能產生噴射火箭般的奇景。據專家介紹，這是因為曼陀珠中含有一種叫作阿拉伯膠的化學物質，它遇到含碳酸鹽成分的可樂後，水分子的表面張力更易被突破，會以驚人的速度釋放更多二氧化碳，由於反應劇烈，產生的氣體可以讓可樂噴得很高。因為同樣的原因，如果曼陀珠和可樂一起在胃裡相遇會把胃給撐破，很危險！

阿拉伯膠（Gum Arabic）是一種天然的植物樹膠，取自兩種金合歡屬（Acacia）樹木的汁液。它可能是世界上最早被人類利用的樹膠，古埃及人曾用阿拉伯膠來黏合木乃伊身上的亞麻布。這種膠是水溶性的，是一種廣泛使用的食品添加劑，常常被用作飲料的乳化劑，糖果或巧克力的糖衣。

曼陀珠的成分中就有阿拉伯膠，這種物質與可樂噴泉有什麼關係？這得從可樂中的氣體說起。

可樂為什麼會冒泡？

如何能讓可樂從瓶裡噴出來？其實很簡單，搖一搖就好了。大家在生活中都遇到過這樣的情況，不小心搖過的可樂，打開瓶蓋後會馬上噴出來；如果故意猛烈搖動，它可以噴出來好多。

可樂能夠噴出來，靠的就是其中的氣體——二氧化碳，而這種氣體溶於水是遵循亨利定律（Henry’s law）的。所謂亨利定律，指的是在一定溫度時，氣體在溶液中的溶解度與這種氣體的平衡壓力成正比。也就是說，為了讓汽水裡的氣足夠多，必須保證瓶內二氧化碳產生的壓力足夠大。在汽水的生產過程中，工廠會利用高壓裝置往水裡添加二氧化碳，二氧化碳會溶解在水中，並和水反應，生成碳酸。灌入飲料瓶中時，一部分二氧化碳會從汽水中溢出，但因為瓶子是封口的，氣體出不去，於是瓶內壓力比較高，汽水內的二氧化碳含量也能一直保持較高的水準。但當瓶蓋突然打開的時候，瓶內氣壓迅速變低，二氧化碳的溶解度也變低了。於是此時汽水中的碳酸就是過飽和的狀態，而過飽和的碳酸會自發分解出二氧化碳。這就是為什麼我們能夠喝到有氣的水，為什麼汽水會不停地冒泡。

氣泡的出現類似於空氣中水汽的凝結，是一種成核作用，是需要凝結核的。如果你仔細觀察過汽水，會發現氣泡產生的位置往往固定不動。這些固定的位置可能是杯子上的瑕疵（例如微小的裂縫或是突起），或者是飲料中的雜質，它們被稱作起泡點或是成核位置。成核作用是需要能量的：水中本身並沒有供氣泡容身的空間，新產生的氣體必須打破水分子之間的吸引力擠出一塊空間來才能形成氣泡。當水中有凝結核時，形成氣泡需要的能量就小得多。氣泡們也愛偷懶，所以它們幾乎都會在固定位置出現。

劇烈搖晃汽水後再打開瓶蓋會產生大量的氣泡，其實也是因為類似的原理：搖動使飲料瓶中的氣體和液體發生了混合，使氣體包裹在液體內產生了氣泡，瓶蓋打開後這些氣泡就作為凝結核，促進了汽水中的二氧化碳氣泡的產生——於是就從瓶口噴了出來。要驗證這種說法很簡單，搖晃一瓶汽水，但不要馬上打開瓶蓋，等過了足夠長時間，瓶中的氣泡都自然消失了再開蓋，絕對不會噴。

有沒有阿拉伯膠，可樂都能噴得高

往可樂裡加入曼陀珠，就相當於加入了大量的起泡點。這種糖看起來表面光滑，但在顯微鏡下卻像是月球表面，坑坑洞洞的，密集地佈滿了突起和小坑。這也難怪大量的氣泡會在曼陀珠的表面產生了。

看到這裡，親愛的讀者也許會問：你僅僅解釋了曼陀珠凹凸不平的表面會產生氣泡，但無法排除阿拉伯膠可能會與汽水反應而產生氣泡啊！

其實，早有人想到這個問題。著名的《流言終結者》裡曾有實驗，直接往可樂裡加入純的阿拉伯膠，完全無法產生那炫目的可樂噴泉。不只是電視節目關注這個話題，科學家也對可樂噴泉的形成原因有濃厚的興趣。美國阿帕拉契州立大學的科學研究員唐亞．科菲（Tonya Coffey）做過一項非常深入的研究，探討了可樂噴泉的形成機理。她嘗試往不同種類的可樂裡加入不同的物質（例如不同口味的曼陀珠、糖、鹽以及沙子），試圖找出能噴得最高的組合。另外，她還檢驗了反應前後可樂的化學成分，發現可樂中只是氣體變少了，其他的屬性差異不大。

有了這麼多事實，我們就能夠確認了，阿拉伯膠在可樂噴泉這事兒上沒幫上什麼忙。

既然這樣，那除了曼陀珠，其他表面粗糙的物質應該也可以做可樂噴泉吧？沒錯，就是這樣！

「曼陀珠+可樂」會吃死人？

既然曼陀珠能製造可樂噴泉，那萬一它們在胃裡相遇了，豈不是要把胃給脹破？

表面上看，這個推測很符合邏輯。所以網上就有這樣的傳聞：「巴西一小子吃了一大堆曼陀珠又喝了很多可樂，結果他撐死了。」

果殼網謠言調查員查證了一大堆資訊之後發現，這個冷極了的謠言居然是個「七年級生」，在1979年就開始傳播了。而它脫胎於一個更古老的謠言——1950年代就流傳的「跳跳糖和可樂同食會造成二氧化碳過多而撐死人」。但無論是哪一個，都是無頭的謠言，並沒有這樣一個小孩兒如此悲慘而無厘頭地死去。

如果可樂和完整的曼陀珠在嘴巴裡相遇，倒真的會產生不少氣體，讓人噴出來。但可樂進入胃部的過程中大量的氣體會溢出（於是你打嗝了），剩下的那些二氧化碳即使再遇到曼陀珠也難以產生「可樂噴泉」。《流言終結者》做過實驗，感興趣的同學可以去找來看看，如果把可樂倒進豬肚後再放進曼陀珠，豬肚並不會膨脹得特別厲害，更未發生脹破。所以，就算它們在胃裡相遇，也不會發生什麼特殊的事情。

A

謠言粉碎。

是曼陀珠粗糙的表面讓可樂中的氣體加速溢出，形成了「噴泉」，而與阿拉伯膠無關。至於可樂與曼陀珠同食，是不會撐死人的。

對了，忘了告訴大家如何才能製造一個最高的可樂噴泉。唐亞・科菲經過大量實驗後發現，相同情況下，水果味兒的曼陀珠和健怡可樂的組合能噴得最高！

參|考|資|料

[1] 汽水中的汽泡

[2] Tonya Shea Coffey. Diet Coke and Mentos: What is really behind this physical reaction? Am J Phys. 2008.

[3] A mixture of Mentos and Coca-Cola killed two Brazilian children.

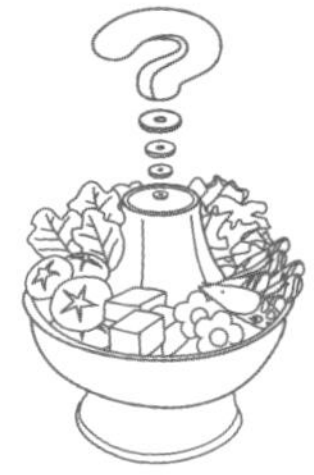

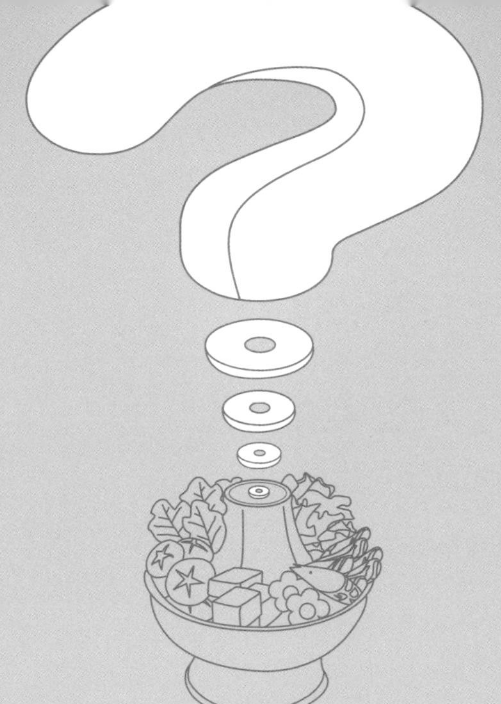

2

第二章／

健康箴言快終結

喝奶不如去吃菜，牛奶越喝越缺鈣？

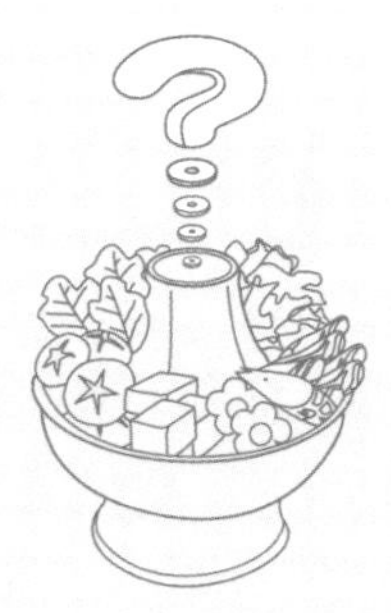

◎少個螺絲

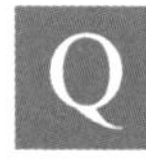

牛奶含鈣量並不高，許多蔬菜的鈣含量遠高於牛奶。喝牛奶反而會缺鈣，因為喝牛奶會使人體血液變酸，從而導致鈣流失，最終骨質疏鬆。[1]

先來說一下什麼是補鈣。補鈣，主要指的是補骨鈣，人體中有99%的鈣存在於骨骼中，另外的1%則參與人體各種生化反應。但是，並非所有吃到肚子裡的鈣都能輕易地補到骨頭上。首先，人體攝入的鈣先要能被吸收，其次，這部分被吸收的鈣還要真正能被用來「補」到骨頭上，而不是隨著尿液被排出體外。因而，補鈣的過程取決於三個因素：攝入量、吸收率、生物利用率。

鈣含量高不一定能補鈣

單純看含鈣量，100克牛奶含鈣110毫克左右，在各種食物中的確不能算是最高，一些海藻、乾燥的小魚小蝦、芝麻等的鈣含量都比牛奶要高。不過要知道，首先牛奶中有90%都是水，如果把這部分水去掉，其鈣含量可以提高接近十倍，也因此，一些乳製品的鈣含量會大大提高，例如100克的埃門塔爾乳酪含鈣量高達1,000毫克。其次，牛奶鈣的吸收率達到32%以上。因為牛奶中1/3的鈣是以遊離態存在的，直接就可以被吸收，另外2/3的鈣結合在酪蛋白上，這部分鈣會隨著酪蛋白的消化而被釋放出來，也很容易被吸收。最後，牛奶中的鈣的生物利用率也特別高。同時，吸收鈣和磷的比例在0.5~3之間的時候，鈣被保留在骨頭上的效率最高。而牛奶中鈣和磷的比例在1.3：1。可以看出，牛奶的確是人類膳食中不可多得的優良鈣源。

至於蔬菜，首先並沒有多少蔬菜的含鈣量高於牛奶。其次，由於大多數蔬菜中都含有草酸，而草酸會降低包括鈣在內的許多礦物質和微量元素的吸收，使得蔬菜中的鈣的吸收率較牛奶要低得多，例如菠菜中鈣的吸收率只是牛奶中鈣的1/6[2]。蔬菜中唯一的一朵奇葩，就是捲心菜。捲心菜中的鈣的吸收率和牛奶一樣高，但是其中的鈣含量僅僅為每百克30毫克。也就是說，別人早晨只需要喝300毫升牛奶（有點多，好歹還是能喝下去）或者吃30克乳酪就能攝入300毫克的鈣，如果你執意要通過吃捲心菜來補鈣，你得吃一斤的捲心菜！

喝牛奶導致鈣流失？

流言中提到，一旦喝牛奶或者吃肉食就可能會導致體液變酸，然後骨鈣就會被釋放出來中和酸性。這樣的說法完全沒有科學依據。

首先，所謂的「食物的酸鹼性會影響到體液的酸鹼性」沒有任何科學根據。引起體液變酸的主要「元兇」是氫離子。人體中氫離子的來源，主要是糖類代謝產生的二氧化碳溶于水產生的碳酸氫根和氫離子，這稱為呼吸性酸；次要來源則是含硫和磷的一些化合物以及代謝產生的有機酸（例如乳酸），這些稱為代謝性酸。呼吸性酸的量遠大於代謝性酸的量。健康情況下的機體有一套完整的機制可以將體液維持在一個正常的酸鹼範圍內。這套機制主要包括血液中的緩衝系統以及肺和腎臟的調節作用。血液中最重要的緩衝體系是碳酸氫鈉緩衝溶液（$NaHCO_3$–H_2CO_3）。肺可以通過改變呼吸的頻率來改變帶走的二氧化碳量，以調節血液中碳酸的濃度，而腎可以通過改變對碳酸氫鈉的重吸收作用來調節其濃度，從而最終使血液pH值維持在一個正常的範圍內。血液中還存在其他的緩衝系統，但都不會需要鈣離子的參與。

血液中的鈣離子主要是參與一些神經組織的活動。由此可見，體液有其自身的酸堿調節機制，一個健康的人不會因為攝入的正常食物導致體液酸鹼失衡，更不會導致分解骨鈣。

其次，人體骨骼總量是增長還是減少，取決於造骨細胞和蝕骨細胞的共同作用。通常從出生到青少年階段，造骨細胞起主導作用，其合成骨骼的速度大於蝕骨細胞分解骨骼的速度，因而人體骨骼會變粗變緻密。到三四十歲左右，人體骨骼重量達到巔峰，之後，蝕骨細胞對骨骼的侵蝕速度快於造骨細胞合成骨骼的速度，人體在慢慢地流失骨質（女性在更年期之後由於荷爾蒙的原因，骨質流失速度比男性更快），最終導致骨質疏鬆。與流言中提到的所謂攝入高蛋白含量的酸性食物會導致骨質流失相反，有大量研究表明，提高蛋白質的攝入量，不論是動物性蛋白還是植物性蛋白，不僅不會導致骨鈣流失骨質疏鬆，反而有助於骨骼健康。因為攝入的蛋白質會刺激胰島素生長因數「IGF-1」的生成，從而刺激骨骼形成，增加骨重量。[3]

此外，骨骼作為鈣質的「倉庫」，對於維持血液中鈣的濃度有著重要的作用。當通過飲食攝取的鈣質不足以維持血鈣濃度的時候，蝕骨細胞則會分解骨骼釋放鈣離子以維持血鈣濃度。因此，保證日常飲食能攝取足夠的鈣質，一方面可以在青少年時期「深挖坑，廣積糧」，儲存足夠的骨質以應付未來的骨質流失，另一方面也可以在中年以後儘量維持血鈣濃度從而減緩骨質流失的速度。

至於流言中作為「證據」提到的不同國家和地區的飲奶量和骨質疏鬆情況的對比，最大的問題在於是否有可比性，因為不同地區的人的生活習慣和環境都很不同，很難直接確定飲奶量和骨質疏鬆情況之間的關係。就拿經常提到的亞洲人喝奶少卻少見骨折和骨質疏鬆為例。首先，很多亞洲國家都屬於發展中國家，醫療衛生條件相對落後，因而對於骨質疏鬆情況的檢出和統計的資料不一定準確。而在醫療條件相對發達的香港地區和新加坡，腿骨骨折數量僅僅略低於美國。其次，與北歐人種相比，東亞和東南亞人種的體型也相對較小，較小的體型相對更不容易骨折。

相反，對於同一地區或同一人種的研究則表明，飲用牛奶和乳製品可以顯著提高青春期人體的骨骼增長，對維持骨骼總量也有用處。例如一項持續12個月的對48名11歲白人女孩的研究表明，每天通過乳品攝入1,200毫克鈣的女孩的骨密度的增加量，比對照組（日常飲食）有顯著的提高，而且增加乳品攝入與體重增加和體脂肪含量間沒有聯繫[4]。

A

謠言粉碎。

牛奶是不可多得的優質鈣源，既有較高的含鈣量，其中的鈣質又很容易被人體吸收和利用。喝牛奶或者吃乳製品不但不會缺鈣，反而有助於增加骨重量，預防骨質疏鬆。

參｜考｜資｜料

[1] 牛奶的巨大危害！建議徹底禁食「牛奶、肉、魚、蛋」。

[2] Weaver C.M., Proulx W.R., Heaney R. Choices for achieving adequate dietary calcium with a vegetarian diet. Am. J. Clin. Nutr., 1999.

[3] Bonjour J. P., Schürch M. A., Chevalley T., Ammann P. and Rizzoli R. Protein intake, IGF-1 and osteoporosis. Osteoporosis International, Volume, Supplement 3: 36-42.

[4] Chan GM, Hoffman K, McMurry M, et al. Effects of dairy products on bone and body composition in pubertal girls. J Pediatr 1995.

[5] Du XQ et al. Milk consumption and bone mineral content in Chinese adolescent girls. Bone 2002.

[6] Lau EM, Lynn H, Chan YH et al. Milk supplementation prevents bone loss in postmenopausal Chinese women over 3 years. Bone 2002.

蜂蜜能預防齲齒嗎？

◎全春天

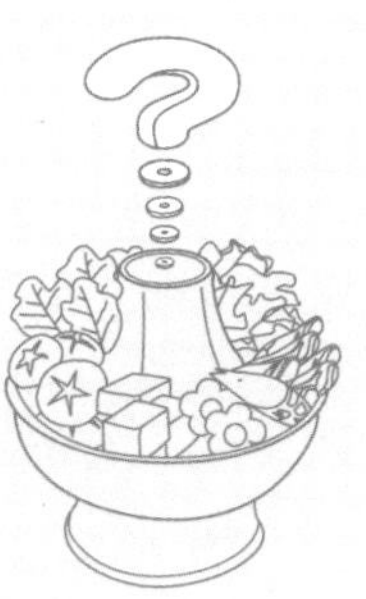

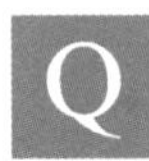

蜂蜜能潔齒。蜂蜜含有類似溶菌酶的成分，對各種致病病菌有較強的殺菌和抑菌能力，經常食用蜂蜜並注意口腔衛生，能預防齲齒的發生。

蜂蜜，一直被人們視作「純天然」的「良藥」，它的「保健」作用甚至「醫療」效果被廣泛宣傳。如何擺脫對這些「功效」的迷思，可以去果殼網上看看松鼠雲無心的文章《不要迷戀蜂蜜，雖然它有美好的傳說》。這裡只針對流言來談談「蜂蜜防齲」。

蜂蜜不但不能預防齲齒，反而具有致齲性。這一點不但得到了動物實驗的證實[1]，相關人群的調查研究也支持多食用蜂蜜患齲齒更多[2]、少食用蜂蜜少患齲齒的看法[3]。而流言中作為防齲依據的類似「溶菌酶的成分」，只是蜂蜜具有「殺菌和抑菌能力」的一種推測，並未經證實。退一步說，即使蜂蜜具有抗菌活性也不意味著它沒有致齲性，更不等於防齲。

糖的偽裝，致齲的幫兇

蜂蜜的主要成分就是糖，含有30%的葡萄糖和38%的果糖以及小部分蔗糖[1]。而齲齒與糖的關係密不可分。引起齲齒的是口腔裡的細菌，它們在牙齒表面黏附生長，形成牙菌斑。糖則是這些細菌最喜歡的食物。細菌代謝糖所產生的酸性物質是構成牙齒的礦物質最怕的東西，當酸性高到一定程度，這些礦物質就會開始流失，齲齒也就發生了。糖吃越多，齲齒越嚴重。

雖然不同的糖具有不同的致齲能力，從最強的蔗糖，到葡萄糖，再到麥芽糖、乳糖、果糖，但只要它們進入到你的口腔裡，依附在牙齒上，就或多或少會給你的齲齒之路「添磚加瓦」。許多口香糖品牌推出所謂「防治齲齒的木糖醇口香糖」，其實也只是因為使用了不能被致齲菌利用的木糖醇作甜味劑，避免了更多糖的接觸，木糖醇本身並沒有防治齲齒的作用。

糖的致齲機理清晰明確，含有大量糖分的蜂蜜難辭其咎。人群調查也確實發現過度攝入蜂蜜與齲齒水準明顯相關[2]，少吃蜂蜜的人患齲齒的可能性更小。[3]

抑菌≠防齲

蜂蜜「防齲」的說法，很可能是對蜂蜜抑菌研究的錯誤衍生。類似的宣傳常提到一位名叫莫蘭（P. C. Molan）的學者，並依據他的研究和觀點推出蜂蜜可防齲[4]。這其中是存在曲解的。

莫蘭是紐西蘭一位研究蜂蜜的生物化學助理教授。他在一篇綜述中談到，蜂蜜在抗菌活性方面有不少研究結果，提示我們食用蜂蜜可能有減少齲病發生風險的作用，但還需要實驗的證實[5]。如果我們就此認為他認同蜂蜜可以防齲，似乎不夠充分。

儘管有研究發現未經稀釋的和高濃度（75%）的蜂蜜對體外培養的變異鏈球菌具有抑制作用[6]，但完全看不出其有口腔抑菌方面的可行性。（沒人會「乾喝」純蜂蜜的，喝死人不負責呀！）而抗菌機理的推測，不論是葡萄糖氧化酶代謝葡萄糖產生有抑菌作用的過氧化氫，還是所含的黃酮類化合物起到抗菌的作用，都不足以支持防齲的說法。（能達到有效作用的濃度嗎？）

說再多感覺還是遙遠，不如來看看威廉博士和他的同事們用大鼠做的實驗吧，能讓我們對「蜂蜜與齲齒」有更直觀的感受[1]。實驗比較了蜂蜜（10%的稀釋液）、可樂、牛奶和人奶的致齲性，結果發現，餵食蒸餾水的大鼠保持牙齒光潔的同時，那些喝蜂蜜水的大鼠已經是一口爛牙了，不僅色澤深黃，牙釉質也被嚴重侵蝕了。

在實際的齲病預防中，「殺菌和抑菌」並非常規措施，勤刷牙、用牙線、用含氟牙膏才是正道。喜歡蜂蜜的話，平時喝喝無妨，像吃完糖那樣，做到及時漱口，清潔口腔，就不會帶來大的危害。如果為預防齲齒而經常喝，就完全沒必要了。

A

謠言粉碎。

蜂蜜不防齲，反而具有致齲性。高濃度蜂蜜可能具有一定的抗菌作用，但不等於食用蜂蜜能有預防齲齒的作用。

參|考|資|料

[1] (1, 2, 3) William H. Bowen, Ruth A Lawrence. Comparison of the Cariogenicity of Cola, Honey, Cow Milk, Human Milk, and Sucrose. Pediatrics, 2005.

[2] (1, 2) Dasanayake A.P., Caufield P. W. Prevalence of dental caries in Sri Lankan aboriginal Veddha children. Int Dent J, 2002.

[3] (1, 2) Feldens C.A., Vítolo MR, Drachler Mde L. A. randomized trial of the effectiveness of home visits in preventing early childhood caries. Community Dent Oral Epidemiol, 2007.

[4] 蜂蜜有防齲作用

[5] Molan, P. C. The Potential of Honey to Promote Oral Wellness.

[6] J Ghabanchi1, A Bazargani, M Daghigh Afkar, et al. In Vitro Assessment of Anti-Streptococcus Mutans Potential of Honey. Iranian Red Crescent Medical Journal, 2010.

「發物」會影響傷口癒合嗎？

◎趙承淵

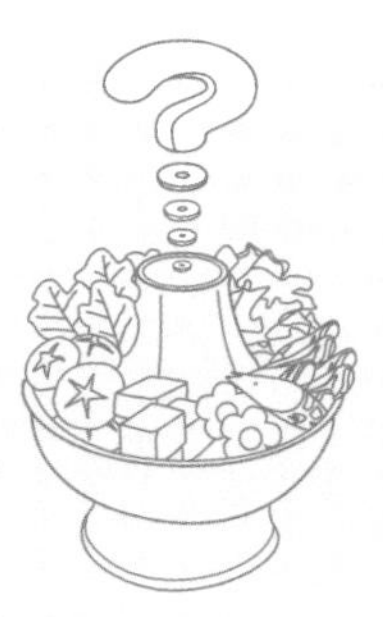

Q

在日常生活中有六類「發物」，當身上有傷口或長了瘡、癰，發生紅腫時都不宜食用。一為發熱之物，薤、薑、花椒、胡椒、羊肉、狗肉等；二為發風之物，如蝦、蟹、香蕈、鵝、雞蛋、椿芽等；三為發濕熱之物，如飴糖、糯米、豬肉等；四為發冷積之物，如西瓜、梨、柿等各種生冷之品；五為發動血之物，如海椒、慈姑、胡椒等；六為發滯氣之物，如羊肉、蓮子、芡實等。現代臨床研究證實，忌食「發物」對於外科手術後減少傷口感染和促進傷口癒合具有重要意義。

忌食「發物」是一種流傳於中醫的觀念，很多時候患者會被告知不能吃「發物」，不然不利於疾病治療和機體康復。據傳，明太祖朱元璋登基後大肆屠戮功臣。大將徐達當時患背瘡，忌食「發物」鵝肉。朱元璋聽聞後便賜鵝肉與徐達，徐達食用後背瘡發作而亡。可見在傳說中，「發物」的力量不可小覷。

長長的「發物」名單包羅萬象，「忌口」在操作上顯得越發困難。經歷手術或外傷後仍處癒合期的患者對此頗有疑惑，「我要不要忌口」成為外科醫生最常回答的問題之一。

然而，到底何謂「發物」，經典的傳統醫學典籍上卻似乎沒有明確說明。

從名單來看，民間所謂「發物」多是一些具有刺激性或蛋白質和脂肪含量較高的食物，前者以辣椒等調味品為代表，後者則以易引起過敏的蛋、奶、紅肉和海鮮為代表。有些極端的說法甚至把糖也當作發物列了進來。不可否認，某些特定人群在食用這些食物時的確需要加以控制，然而傷口癒合時真的也不能吃這些嗎？

傷口癒合的過程

一般來說，傷口癒合可以大致分為三個階段。受傷早期，傷口出血並形成血凝塊，纖維蛋白充填其間，起到止血和封閉外部環境的作用；隨著傷後時間的推移，新生的毛細血管和成纖維細胞開始出現在傷口內部，舊有的血凝塊被分解吞噬，肉芽組織佔據受損部位，隨著肉芽組織內膠原纖維的增多，肉芽組織逐漸轉變為纖維組織，傷口變得堅硬，瘢痕逐漸形成；到了第三階段，瘢痕組織開始逐漸塑形，以適應局部生理功能。

傷口癒合受多方面因素的影響，其核心在於執行修復功能的各類細胞能夠良好地完成自己的工作。這些影響因素可以分為兩類，一類為局部因素，另一類則是全身性因素。

傷口癒合受哪些因素影響？

感染是傷口癒合的大敵。一旦傷口內存在致病菌的活動，病菌產生的酶及毒素等會大大干擾正常的癒合過程。嚴重時傷口內會形成化膿性病灶，加重組織的破壞。我們在受傷後通常要進行清創消毒，正是為了最大限度地預防感染、促進癒合。如果傷口缺損過於嚴重或傷口內存在異物，那麼癒合速度也會大大減慢，縫合就是拉攏創緣、縮小缺損。受傷後局部處置不當，組織受壓缺血缺氧會導致癒合延遲。一些特殊部位受傷後要保持穩定並制動，反復牽拉也會影響癒合。以上這些都是影響癒合的局部因素。

至於全身因素，營養不良的患者缺乏機體修復所必需的蛋白質、微量元素等營養物質，這無疑會對傷口癒合造成不利影響。糖尿病控制不佳或因患有愛滋病等而免疫力低下的患者，細胞功能受抑，傷口也易感染並延遲癒合。另外還有年齡因素，老年人的傷口癒合速度也會較年輕人慢。長期服用某些細胞毒藥物或者糖皮質激素的患者，癒合功能也會下降。總體來說，傷口的癒合情況也可看作全身因素在局部的反映。

所謂「發物」與傷口癒合

綜上所述，如果說有所謂的「發物」會對傷口癒合產生影響，那麼它必將通過局部和全身兩種途徑起作用。傷口感染與病原微生物污染和孳生有關，消毒和保持局部清潔乾燥是防治感染的關鍵。目前沒有證據提示食物會增加傷口的感染率，其中自然包括那些「發物」在內。當然，如果某些食物會引起過敏，那麼無疑應當避免攝入，這無論對健康人還是傷口癒合期的患者來說都一樣。

較輕的淺表外傷對全身的影響微乎其微，癒合時並不要求動員很多的營養儲備，這種外傷不必刻意追求高營養，同時，諸如「發物」這些高脂高蛋白或刺激性食物也不會對癒合產生不利影響。而重大外傷或大手術後的患者處於應激狀態，機體以分解代謝為主，此類傷口的癒合需要動員大量的營養儲備，此時應為患者補充足夠的營養。富含蛋白質和脂肪的「發物」們反倒是患者應當重點攝入的對象。即便患者因為病情所限不能進食，醫生也會對此類患者靜脈補充高營養。至於刺激性發物如辣椒等，只要胃腸功能允許且沒有禁忌，並不排斥適量攝入。流言中稱「忌食發物對於外科手術後，減少傷口感染和促進傷口癒合具有重要意義」是毫無根據，站不住腳的。

「發物」的神秘源自對食物進行性味歸經的傳統認識。現代醫學的臨床實踐並不支持忌食「發物」的觀點。在人們對食物進行了科學分析、對食物的成分已瞭解得較為透徹的現在，發物影響傷口癒合的固有觀念必然會逐漸淡化。

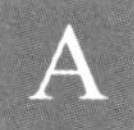

謠言粉碎。

「發物」不是一個清晰的概念。在對傷口癒合的過程和影響癒合的局部或全身因素的認識都比較明確的基礎上，醫學上不認為以高脂高蛋白為特點的所謂「發物」會影響傷口的癒合。

參|考|資|料

[1] 鄭樹森編，外科學（二版），北京：人民衛生出版社，2011。

[2] Townsend CM, Beauchamp RD, Evers BM, et al. Sabiston Textbook of Surgery: The Biological Basis of Modern Surgical Practice. 1th ed. Philadelphia, Elsevier-Saunders, Philadelphia, 191-216.

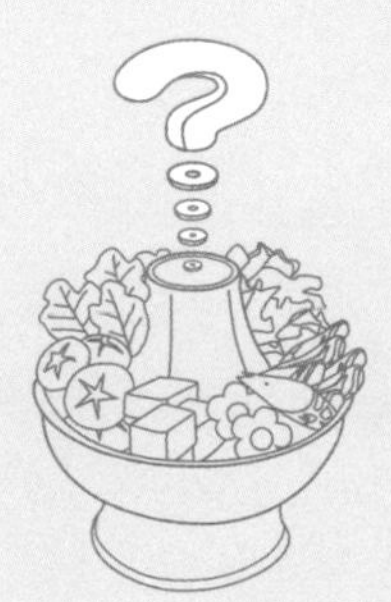

炸雞豐胸，男女皆宜？

◎簫汲

一名男子自青春期開始貪吃炸雞，引起胸部瘋長，如今胸部已升級為B罩杯。醫生表示這類患者普遍愛吃炸雞。[1]

女性朋友都希望有一對高聳的雙峰，不過當雙峰長到一個男人的胸前時，多少會讓當事人啼笑皆非吧。其實，男性像青春期少女一樣出現乳房增大的現象並不鮮見，醫學上甚至有一個專業名詞來描述這一現象——男性乳房發育（gynecomastia）。該病在人群中的發病率高達32%~65%[2]。這一資料乍看讓人大吃一驚，不過男士大可不必為此驚慌失措，因為導致男性乳房發育的原因有很多，有些是正常的生理現象，有些是嚴重的疾病，有些則是因為肥胖。

胸部怎麼就發育了呢？

引起男性乳房發育的原因，最常見的就是生理因素。很多男性在青春期發育過程中都會出現這種現象，往往表現輕微，僅僅是乳暈增大，或輕微的乳頭腫脹，但有時也會很嚴重，甚至發展出令女性也又羨慕又嫉妒的「傲人胸部」。大多數該類患者在一兩年後胸部都會恢復正常，不過偶爾也有一直不恢復甚至需要手術矯治的病例存在。

另一種常見的原因是藥物因素。有相當多的藥物可能引起男性乳房發育，例如胃藥西咪替丁、多潘立酮（嗎丁啉）、抗真菌藥酮康唑、利尿藥螺內酯（安體舒通）等等。這些藥物有的是因為抑制了肝臟分解和代謝雌激素的能力，有些是因為抑制了雄激素的產生，還有一些本身就有類似雌激素的生理作用，才產生促進乳房發育的副作用。

另外，還有些人聽信偏方，用避孕藥（含雌激素）來「治療」脫髮，結果脫髮沒治好，反而出現了男性乳房發育。上述這些藥物，除了雌激素和雄激素抑制劑（主要用於治療前列腺癌）以外，發生男性乳房發育副作用的概率大都不高。一般來說，在醫生的指導下使用這些藥物還是比較安全的，一旦出現男性乳房發育的徵象，及時停藥，大多數患者都能自癒。

還有一些情況引起的男性乳房發育就沒有上述那麼樂觀了，因為它有時也是某種嚴重疾病的徵象，例如B肝和腫瘤。B肝會引發肝癌三部曲：**急性或慢性肝炎→肝硬化→肝癌**。

肝硬化病人的肝臟清除人體代謝廢物的能力下降，因此分解代謝雌激素的能力也有所下降（是的，男人也會分泌少量雌激素，還有一些來自於食物），進而引起男性乳房發育。另外，一些垂體、腎上腺，甚至肺部的良性或惡性腫瘤會分泌雌激素、催乳素或人絨毛膜促性腺激素等；一些先天性疾病，如性染色體為XXY的先天性睪丸發育不全綜合症（也稱為克氏綜合症，Klinefelter's Syndrome）、隱睪症，或者是睪丸的炎症、腫瘤或損傷會導致雄激素分泌減少，都可能引起男性乳房發育。

最後，還有一種情況引起的男性乳房發育現在正呈逐漸增加的趨勢，那就是肥胖。很多人還停留在以為脂肪細胞只是一種討人厭的、儲存脂肪用的容器而已的認識階段，殊不知脂肪細胞也是人體內分泌系統的重要組成部分，可以分泌多種內分泌激素。最令廣大微胖界男士憂心忡忡的是，脂肪細胞亦擁有將雄激素轉換成雌激素的功能。現實中我們經常可以看到肥胖人士雙乳下垂耷拉的情景，這下垂的雙乳未必完全是脂肪堆積的效果，可能已經開始出現乳房發育的跡象而不自知。

炸雞，不該扛下所有的錯

說了那麼多，再回到流言本身。我們知道，引起男性乳房發育的原因是那麼的多，所以一味地將發病歸結於愛吃炸雞是不合適的。要確定乳房發育原因，首先要考慮是否由某種疾病引起，還要詢問患者曾經服用的藥物等，排除上述所有因素以後，才能考慮是否源於食物。

炸雞一直被認為是種「垃圾食品」。由於在烹製過程中會吸收大量油脂，因此炸雞的熱量非常高，確實不是如今提倡的健康食物。訪問麥當勞網站查詢食物的熱量，會給你留下更直觀的印象——一對炸雞翅看起來不大，但光脂肪就有18克，總熱量高達240千卡[3]，占一個輕體力勞動成年人每日所需的12%，也就是說，一個都市白領每天早中晚各吃三對炸雞翅就能滿足全天的能量需求。愛吃炸雞翅等「垃圾食品」的人容易因為熱量攝入過多導致肥胖，而肥胖又是引起男性乳房發育的原因之一。因此，醫生觀察到男性乳房發育的患者多有愛吃炸雞的習慣也不足為奇。當然，這一切都是脂肪作祟，並不像傳說中的是因為「雞翅裡含有激素」，因為養雞的過程中根本不需要使用激素。

但必須強調的是，雖然愛吃炸雞的男士容易肥胖，而肥胖容易導致乳房發育，但愛吃炸雞與肥胖、男性乳房發育三者之間並不存在必然的聯繫。畢竟，如果一個人常吃炸雞，同時又非常愛運動，通過運動將攝入的多餘熱量都消耗掉了，那麼他還是能保持健康勻稱的體態。如果把男性乳房發育問題等同於吃炸雞，反而模糊了導致疾病的真正原因，也不利於引起大家對肥胖問題的重視。

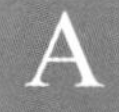

謠言粉碎。

對整個人群來說，多吃炸雞導致的肥胖確實會增加男性罹患男性乳房發育的風險。但是具體到個人，還要根據臨床情況和病史進行綜合判斷，不能武斷地將病因歸結到某一種食物上來。

參|考|資|料

[1] 武漢男子青春期貪吃炸雞，胸部長成B罩杯。

[2] Rohrich RJ, Henry, Kenkel JM, et al. Classification and management of gynecomastia: defining the role of ultrasound-assisted liposuction. Plast Reconstr Surg, 2003.

[3] 麥當勞官方網站

糖尿病人不能吃水果嗎？

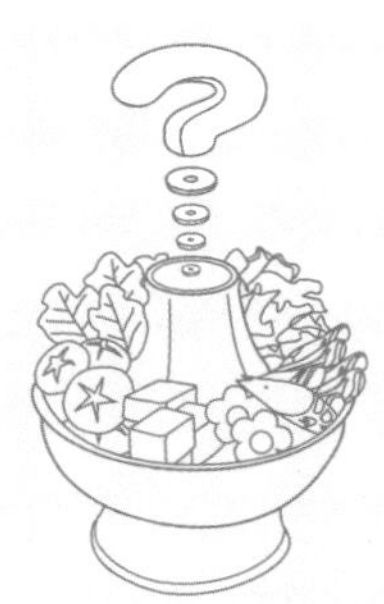

◎阮光鋒

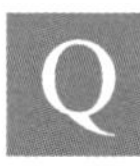

糖尿病人不能吃水果，因為水果含糖量高，而且水果極易消化，可以快速升高血糖。

糖尿病人需要特別注意飲食，這沒有錯，但是否就要完全放棄水果呢？畢竟水果含有豐富的維生素、礦物質和多種抗氧化物質，這些營養素對於保證糖尿病人營養均衡是有好處的。

關於這個問題，美國糖尿病協會（American Diabetes Association）給出了明確的答案——糖尿病人是可以吃水果的[1]。在他們提供的糖尿病人飲食建議裡，第一條就是要多吃水果和蔬菜，而且最好是吃各種顏色的水果和蔬菜[2]，以豐富多樣性。

能不能吃，關鍵在血糖

糖尿病患者最直接的問題就是失去了調節血糖濃度，使之維持穩定的能力。除了合理用藥，合理安排飲食也是控制餐後血糖和空腹血糖穩定的重要一環。糖尿病患者選擇哪些食物，血糖指數是一個關鍵因素。

血糖指數（Glycemic Index，GI）是衡量食物引起人體餐後血糖反應的重要指標。這個指數的獲得途徑是，讓健康人攝入含50克可吸收糖類的食物，然後記錄餐後一定時間內血糖反應曲線下的面積，然後用同樣方法測出葡萄糖形成的面積，最終算出前者占後者的百分比（注：有的標準是與白麵包相比，此時血糖指數的數值會稍有差異）。血糖指數小於55的食物為低血糖指數食物，血糖指數在55~70之間的為中等血糖指數食物，血糖指數大於70的食物為高血糖指數食物[3]。簡單來說，血糖指數越低的食物對血糖的波動影響越小。所以，一般建議糖尿病患者吃低血糖指數食物。

查看亞洲食物成分表及美國糖尿病協會的食物血糖指數表，我們可以看到，大部分水果的血糖指數都不高，主要是因為水果中的糖以果糖為主，而果糖升高血糖的效果要小於葡萄糖；同時水果含有大量的膳食纖維，而膳食纖維有降低血糖反應的作用。[4]

常見水果中，西瓜、火龍果的血糖指數較高，為高血糖指數水果；甜瓜和鳳梨的血糖指數稍高，是中等血糖指數[5]。因此，對於西瓜、火龍果、甜瓜、鳳梨這幾種水果，糖尿病人要謹慎。

但這也不意味著糖尿病人就不能吃這些高血糖指數的水果，還要看血糖負荷。何謂血糖負荷呢？血糖負荷（Glycemic Load，GL）是最早由哈佛大學公共衛生學院在1997年提出的概念，表示單位食物中可利用碳水化合物數量與血糖指數的乘積。換句話說，血糖負荷是將攝入碳水化合物的品質和數量結合起來以評價膳食總的血糖效應的指標，對於指導飲食更有實際意義。

例如，西瓜和蘇打餅乾的血糖指數都是72，但100克食物所含碳水化合物卻大不相同，蘇打餅乾每100克所含碳水化合物約76克，其血糖負荷大約為55，而100克西瓜所含碳水化合物約7克，其血糖負荷約為5，兩者的血糖負荷相差十倍之多。對於西瓜、火龍果、甜瓜、鳳梨這些血糖指數略高的水果，考察他們的血糖負荷，會發現還是遠低於白米飯，是可以適量食用的。

糖尿病人吃水果注意事項

雖說從水果本身對血糖影響的性質來看，糖尿病人是可以吃水果的，但還是有不少需要注意的地方。

首先，糖尿病人一定要注意控制總碳水化合物的攝入量。吃水果的同時一定要減少主食的攝入量，以使每日攝入的總熱量保持不變。據糖尿病飲食治療的食物交換份法，一份水果（約

200克）大約等同於25克大米的總能量，也就是說，如果你吃了150~200克的水果，你就應該少吃約25克米飯[6]。這裡的25克只是平均的情況，因為具體的還要根據水果的含糖量做相應的調整，畢竟不同水果的含糖量也會不同。有些水果含糖量高，相應的主食減量要更多。

其次，不能用罐頭水果替代水果。現在的水果罐頭大多會加入大量的糖，除了增加甜度和口感外，還有防腐的作用，不過，對於糖尿病人來說就不宜食用了。

另外，水果和果汁不一樣。糖尿病人可以適量吃水果，卻最好不要喝果汁。果汁通常會損失一些膳食纖維，血糖反應會高於完整的水果。而且，吃完整的水果有利於日常飲食的控制，因為完整的水果通常體積大、很有飽足感，食用需要消耗的時間也更長，可以避免進食過量。可能你吃一個完整的蘋果就夠了，但是打成蘋果汁後，就非常容易喝到兩三顆蘋果的量。一項對糖尿病人日常飲食的干預研究就發現，吃完整的水果比喝果汁更有利於糖尿病人飲食習慣的改善[7]，他們更會選擇低血糖的食物。因此，記得最好吃新鮮完整的水果，不要用果汁替代。

如果有條件的話，糖尿病患者可以注意監測自己食用水果後的血糖變化。在嘗試食用某種水果時，監測食用之前和之後的血糖。若兩次的血糖化驗指標相差不大，則可以放心地食用此種水果；否則的話應謹慎食用此種水果。

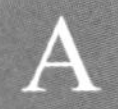

謠言粉碎。

對於糖尿病人來說，沒有必要完全迴避水果，因為水果中含有大量的維生素、纖維素和礦物質，這些對糖尿病人是有益的。大部分水果的血糖指數並不高，血糖負荷普遍低，是可以食用的。美國糖尿病協會建議糖尿病人要多吃各種水果，但是最好吃新鮮水果，不宜喝果汁或者吃加糖的水果罐頭。

參|考|資|料

[1] What Can I Eat: Fruit. American Diabetes Association.

[2] What Can I Eat: Making Healthy Food Choices. American Diabetes Association.

[3] The Glycemic Index of Foods. American Diabetes Association.

[4] 曾悅，稻穀類及豆類碳水化合物消化速度與血糖反應的初步研究，中國農業大學碩士學位論文，2005。

[5] 楊鵬欣、王光亞、潘光昌等，中國食物成分表（2002），北京大學醫學出版社，2002。

[6] 蔡燕萍，糖尿病238例食用水果狀況的調查，中國臨床保健雜誌，2010。

[7] Carla K. Miller, Melissa Davis Gutshcall, Diane C. Mitchell. Change in Food Choices Following a Glycemic Load Intervention in Adults with Type 2 Diabetes. Journal of the American Dietetic Association, 2009.

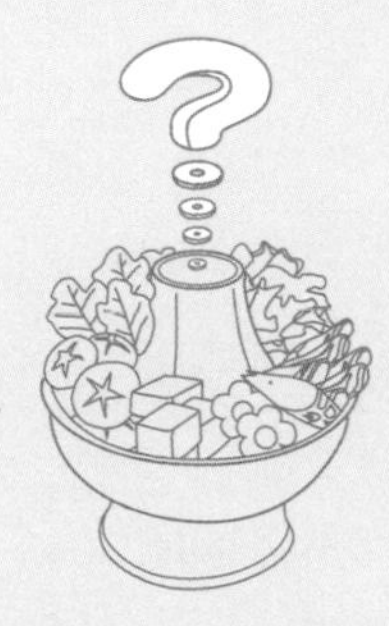

檸檬是治療癌症的良藥嗎？

◎綿羊c

感謝@Milky怪蜀黍、@軟星星對本文的幫助。

美國馬里蘭州巴爾的摩市的健康科學研究所宣佈：檸檬可以殺死癌細胞，而不會影響健康細胞，不會產生化療那種可怕的副作用。據一家世界最大的製藥公司說，1970年以來，經過20多個實驗室測試，發現檸檬提取物可以破壞12種惡性細胞腫瘤，包括結腸癌、乳腺癌、前列腺癌、肺癌、胰腺癌……它被證明可以用於治療所有種類的癌症，比化療藥物阿黴素強10,000倍！為什麼我們不知道這回事？因為在實驗室製造的人工合成藥物為大公司帶來豐厚的利潤，因此他們對檸檬的功效諱莫如深。

其實大家不難看出，這條流言前後矛盾、措辭誇張，稍加判斷就會覺得十分可疑。事實上，由於這條流言以郵件的形式在國外廣為傳播，流言中提到的機構巴爾的摩市健康科學研究所還特意為此發佈了澄清聲明，聲明中說：「製造這個傳言的人確實使用了我們發表過的研究成果，但事實上這些研究與檸檬無關，是他們插入了關於檸檬的資訊……它向癌症患者們傳達了錯誤或未經檢驗的醫學建議。健康科學研究所並沒有發佈過柑橘屬水果是否具有抗癌特性的資訊。」

這則聲明清楚地說明該流言是歪曲科研結果後得來的，不足為信。不過你也許會好奇，檸檬是怎麼跟癌症扯到一起的呢？檸檬的成分真的可以抗癌嗎？

營養豐富的芬芳果實

檸檬氣味芬芳，是許多飲品、甜點和菜肴的最佳配料，但果肉卻酸得難以入口，不宜鮮食，這主要是因為檸檬的果汁中含有大量果酸，其中最主要的檸檬酸比例高達5%以上。檸檬的皮則分為兩層：最外層含有精油，主要由90%的檸烯、5%的檸檬醛，以及少量其他醛類和酯類構成。內層不含精油，但儲存有多種苦黃酮苷和香豆素衍生物。[1]

檸檬營養豐富，是維生素C的優質來源，同時也是維生素B、鉀、葉酸、黃酮類化合物和重要的植物生化素檸烯的來源[1]。從1990年代開始就有科學家發現，檸檬及其他幾種柑橘屬水果中富含的檸檬苦素、黃酮類化合物、類胡蘿蔔素、葉酸等成分，在癌症研究中展現出了不錯的抗癌潛力，於是針對這個方向的探索就此展開。

關於檸檬的抗癌研究

在探索某種成分是否具有抗癌功效時，最先進行的基本研究之一就是細胞層面的實驗，即讓這些潛力成分與癌細胞正面交鋒。這類實驗的結果顯示，檸檬苦素在抑制癌細胞生長方面效果不錯，有研究顯示，這一成分能抑制多種癌症細胞系生長，其中包括白血病細胞、子宮頸癌細胞、乳腺癌細胞和肝癌細胞等[2]。檸檬中的幾種黃酮類成分也有類似功效，且無論是天然提取出的還是人工合成的黃酮類，都具有抑制效果[3]。科學家們發現，在柑橘類水果所含的眾多黃酮類成分中，一種稱為柚皮素的成分具有促進DNA損傷修復的功能，而DNA損傷正是最常導致細胞癌變的原因之一。所以柚皮素可能可以通過這個機理保護細胞，預防癌變。[4]

光有細胞層面的研究還不夠，實際上，還需要進行一些動物實驗，以確定這些成分在動物體內是否有類似的功能。在一項研究中，科學家們以大鼠為實驗物件，通過一種藥物誘發它們患上乳腺癌，再在它們的食物中添加柑橘屬植物中所含的黃酮類物質（橙皮素與柚皮素）或對應的果汁（柳丁汁與柚子汁），結果發現喂了這些黃酮類物質和果汁的大鼠比起對照組大鼠，癌症發展速度更慢。[5]

還有一些研究者們通過大規模的統計來研究檸檬等柑橘屬水果的抗癌作用。例如2010年，一群歐洲科學家調查了各類癌症患者共計一萬多人，統計他們對於柑橘屬水果的食用頻率和數量，並與非癌症患者做比較，結果發現，消化系統癌症和上呼吸道癌症患者食用柑橘屬水果的量明顯少於非癌症患者[6]。一些日本科學家則採用了追蹤病例的方式，在1995至2003年間追蹤了四萬多名日本成年人食用柑橘屬水果的情況與患癌症的比例，結果發現人群中吃柑橘屬水果越多的人患癌症的比例越小[7]。這些研究似乎也從一個角度說明，這些芬芳四溢的水果可能有預防癌症的效果。

不過並非所有研究結果都指向一個方向。檸檬中富含的葉酸是一種對DNA合成十分重要的營養成分，一直以來研究者們都將它視作保護細胞、預防癌症的優良物質。但近年也有一些研究表明，葉酸在抗癌作用上可能更像一把雙面刃——條件適宜時它可以降低結腸直腸癌的發展，但過度攝入等情況下它也可能成為促進癌症發生的兇手。[8]

科學解讀研究結果

一隻小小的檸檬，牽出了許多角度各異、層面各異的科學研究，其中確有不少研究都表明檸檬中的一些成分可能有抗癌的作用。那麼這些研究結果能成為支持上文流言的證據嗎？

想要知道這個問題的答案，我們需要學會科學地解讀科學研究結果。首先，一些細胞和動物層面的研究確實表明檸檬萃取物有抑制癌細胞生長，甚至殺死癌細胞的功能。但想要證明某種成分被人攝入後能夠抗癌治癌，單靠如此簡單的細胞和動物模型研究是不夠的，還需要嚴格的多期臨床試驗。目前的研究結果遠不足以證明檸檬可以治療癌症，遑論檸檬的療效「比化療藥物強10,000倍」這樣毫無根據的推論。

再者，儘管有一些大規模統計研究認為多吃柑橘屬水果與患癌概率較低有相關性，但相關性並不代表因果性。例如，常吃柑橘屬水果的人很可能有更健康的生活習慣，如更常運動、更注重飲食健康等，因此他們得癌症的概率更低。所以這樣的研究結果不能說明多吃柑橘屬水果是他們更不容易得癌症的原因。大可不必因為看到這樣的研究，從此就只吃柑橘屬水果。應該各種水果蔬菜都吃，保持豐富的食譜，這樣才會更有益於健康。

事實上，儘管檸檬苦素、黃酮類化合物等柑橘屬提取成分在早期的細胞實驗中表現良好，但近年來這些研究的進展較為緩慢。想要看到進一步的結論，還有待更多科學家的努力[9][10]。尋找有效的抗癌藥物是一個艱苦漫長的過程，有潛力的成分或許不少，但大浪淘沙之後可以成功成為有效藥的則少之又少。而這個過程需要無數研究者的努力，需要極為嚴謹的篩選，絕不是僅憑簡單的幾個研究就可以下定論的。對於我們普通大眾，生病了應當去醫院、乖乖聽醫生的話，而不能盲信偏方，哪怕這種偏方披上了現代科學的外衣。

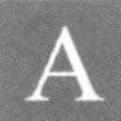

謠言粉碎。

確實有科學研究表明，檸檬等柑橘屬果實中的一些成分具有研製出抗癌藥物的潛力。但是相關研究還不成熟，離臨床應用還有一段距離。可以確定的是，宣稱檸檬「被證明可以用於治療所有種類的癌症」這種説法，是錯誤的。同時也絕不提倡用檸檬替代正規的腫瘤治療方法，治病還是應該遵照醫囑。健康資訊應該具備真實性、準確性，並有可靠的醫學研究來源。虛假的健康資訊對於自己和他人的健康毫無益處。

參考資料

[1] (1, 2) Murray M., et al. The Encyclopedia of Healing Foods. 2005, New York: Atria Books.

[2] Tian, Q. et al. Differential inhibition of human cancer cell proliferation by citrus limonoids. Nutr Cancer, 2001.

[3] Manthey, J.A. and N. Guthrie. Antiproliferative activities of citrus flavonoids against six human cancer cell lines. J Agric Food Chem, 2002.

[4] Gao, K., et al. The citrus flavonoid naringenin stimulates DNA repair in prostate cancer cells. J Nutr Biochem, 2006.

[5] So, F.V., et al. Inhibition of human breast cancer cell proliferation and delay of mammary tumorigenesis by flavonoids and citrus juices. Nutr Cancer, 1996.

[6] Foschi, R., et al. Citrus fruit and cancer risk in a network of casecontrol studies. Cancer Causes Control, 2010.

[7] Li, W.Q., et al. Citrus consumption and cancer incidence: the Ohsaki cohort study. Int J Cancer, 2010.

[8] Mason, J. B. Folate, cancer risk, and the Greek god, Proteus: a tale of two chameleons. Nutr Rev, 2009.

[9] Sohail Ejaz, A. E., Kiku Matsuda, Chae Woong Lim. Limonoids as cancer chemopreventive agents. Journal of the Science of Food and Agriculture, 2006.

[10] Marchand, L. L. Cancer preventive effects of flavonoids—a review. Biomedicine & Pharmacotherapy, 2002.

用顏色判斷雞蛋營養不可信！

◎簫汲

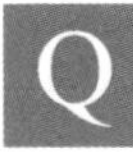

蛋黃顏色的深淺對人體營養的攝取有很大的影響。

雞蛋的「顏色問題」又一次進入人們視線。蛋黃顏色的深淺是判斷雞蛋的方法嗎？蛋殼顏色到底是紅色還是白色好？讓我們分別來看一下。

雞蛋在母雞體內形成的時候，脂溶性色素隨著脂肪等物質沉積在卵母細胞周圍，提供蛋黃的顏色。葉黃素是其中的代表，它是一種類胡蘿蔔素。動物自身並不能生產類胡蘿蔔素，只能通過食物鏈獲得，蛋黃的顏色就來自於雞的食物。

對於純放養的雞，它能攝取多少葉黃素完全決定於放養環境，例如夏季能採食到青草、昆蟲等，蛋黃顏色就會較深，冬天大雪覆蓋時如果吃食中葉黃素不多，蛋黃顏色就會偏淡；而籠養、規模化飼養的商品蛋雞攝取的葉黃素取決於飼料。由於黃色較深的雞蛋更符合人們的需求，因此飼養者通常會視情況額外在飼料中添加葉黃素，使雞蛋黃「品相」更好一些。現代商品蛋生產體系中，會借助羅氏比色卡將蛋黃顏色分為15級，適合作為商品出售的應該達到8級以上。因此，只憑藉蛋黃顏色很難區分是不是柴雞蛋。另外需要注意的是，類似「柴雞蛋」、「土雞蛋」這些概念都是沒有標準的，也無法檢測判別。

什麼物質能改變蛋黃的顏色？

真正決定蛋黃的色澤，是飼料的顏色。

由於一般飼料以玉米為主，蛋黃顏色偏淺，看起來似乎沒那麼好吃，因此為迎合大眾期待，雞農常將胡蘿蔔、紅辣椒等食材配入飼料，母雞就會產下蛋黃為橘紅色澤的雞蛋。

不過，正因消費者有偏好、加上部份店家似是而非的宣傳說詞，容易誘使有些農民在飼料中加入色素以改變蛋黃顏色。

除了提純的飼用著色劑，許多天然飼料原料也可以用來補充葉黃素。飼料中最主要的成分——玉米粉就富含葉黃素，但葉黃素不僅存在於黃色原料裡，草粉（如苜蓿粉）、藻粉等都是改善蛋黃顏色、提供蛋白質的良好原料。

農業技術人員曾在巴西發現過整舍雞的眼睛發紅，打聽得知是為了改善蛋的品相餵食了辣椒粉，這也是合格的天然著色劑，兼有營養功效，當然眼睛發紅是因為雞吃太多了。

蛋黃顏色深的雞蛋營養更好嗎？

很難從蛋黃顏色深淺判斷雞蛋的營養價值是不是更高，它們只能體現出色素的差異。葉黃素本身的營養價值微乎其微，雖然同屬於類胡蘿蔔素家族，但它不能像其兄弟胡蘿蔔素那樣轉化為維生素A。實際上，這也是用它作為飼用著色劑的一個原因，因為不會引起維生素失調。有資料顯示葉黃素作為一種抗氧化劑，有利於防止視網膜黃斑退化，但目前它的實際功效究竟如何，還沒有確切結論[1]。同時，葉黃素廣泛存在於蔬菜水果中。

退一步說，即使某個深色蛋黃的確是因為放養而形成，它與籠養蛋的營養價值也不會有值得注意的差別，更不會有特殊的保健作用。相反，由於商品蛋雞的飼料、飼養管理都是嚴格規劃過的，它所產出的雞蛋品質會更穩定。

至於吃了蛋黃精「使雞每天都生蛋」，則根本是無稽之談。現代飼養體系下，母雞在產蛋高峰時自然就可以達到平均每天產蛋0.9個以上，這依賴於良好的品種和精心的飼養管理，色素對此是毫無幫助的。

理論上，攝入過多葉黃素會對肝臟造成負擔，但日常食用雞蛋是不會達到這麼高的劑量的，它們只是沉積而已。

蛋殼的顏色越深越好嗎？

老輩人喜歡買「紅皮雞蛋」，認為比白殼雞蛋營養好。但現在又有說法稱土雞蛋都是白殼蛋，是這麼回事嗎？

蛋殼的顏色來自於雞蛋在母雞生殖道內的最後一個加工過程——子宮上皮分泌的色素均勻塗抹在白底的蛋殼上，如卵
提供褐色，膽綠素提供綠色。具體分泌什麼色素首先取決於母雞的基因型，它受常染色體上兩個基因位點控制；其次與母雞的飲食、健康等後天因素有關，個體差異也不小。可以確定的是，單憑殼色不能確定是否土雞所生。

雞蛋的殼色以白色和褐色兩系為主，兼以粉、綠兩系，這四種顏色基本可以涵蓋所有殼色。在商品蛋雞中，白殼蛋雞主要以白來航雞為祖代培育而來，褐殼蛋雞主要以羅島紅培育而來。粉殼蛋雞則是由白殼蛋雞與褐殼蛋雞雜交而成的品系。而綠殼是一種變異型，成型的綠殼蛋雞品種都是經過純化的，以保證能較多地產出綠殼蛋。蛋殼顏色是檢驗品種純度、產品均一性等的重要指標，在生產中，一般用色差儀來測定。

由於蛋黃、蛋白形成於蛋殼之前，因此蛋殼顏色無法直接影響雞蛋的營養成分。但它們可以同時受到母雞基因型和個體素質的影響，因此對於不同色系的蛋，其蛋重、組分可能會有所差異；對同一色系的蛋來說，也可能有一些雞蛋會出現蛋殼顏色較淺，蛋白也較少的現象。[2]

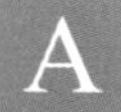

謠言粉碎。

無論是雞蛋黃還是雞蛋殼的顏色，都與雞蛋的營養關係不大。對於雞蛋黃和蛋殼的顏色偏好，更多是市場對食品外觀的追求。雞蛋是一個優質的蛋白質來源，可以在均衡的飲食中每天攝入一個雞蛋。

參|考|資|料

[1] Richer, S., et al. Double-masked, placebo-controlled, randomized trial of lutein and antioxidant supplementation in the intervention of atrophic age-related macular degeneration: the Veterans LAST study (Lutein Antioxidant Supplementation Trial). Optometry, 2004.

[2] 楊海明、王志躍、盧建、胡平、王加美，蛋殼顏色與蛋品質及蛋殼超微結構的關係，中國家禽，2008。

嬰幼兒餵養誤區：你的寶貝需要補鈣嗎？

◎夏天的陳小舒

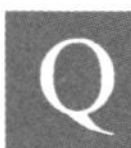

國內外的調查顯示，亞洲／亞裔兒童的鈣攝入相對西方的兒童要少，很多亞洲兒童的鈣攝入也沒有達到該年齡段推薦的鈣攝入值[1-5]。於是，現在的家長們都非常關注孩子的鈣營養問題，多數家長認為鈣營養是兒童長身高的關鍵，於是很多兒童從出生兩到三個月就開始額外補鈣了。[6][7]

確實，鈣對骨骼正常生長發育、保持骨骼健康，以及對維持正常的血管神經和心臟功能都必不可少[8][9]。在嬰兒期以及兒童時期獲得充足的鈣質，不僅可以影響兒童目前的健康，可能還會推遲或預防老年時期的骨質疏鬆。[10-13]

但是，鈣營養跟身高並沒有直接關係。目前關於鈣補充劑和骨骼健康，尤其是兒童的骨骼健康的研究，證據非常有限，還不足以支持給兒童普遍補鈣[13][14]。更重要的是，或許你的寶寶根本就不缺鈣。

鈣營養和身高沒有直接關係

孩子的身高的確跟營養狀況有很大的關係，可這裡指的「營養」是均衡的營養搭配，沒有任何一種營養素比另外一種更加重要[15]。應該說，營養和基因共同決定著孩子的身高。

在營養相當的情況下，同一年齡段兒童的身高會在正常範圍內波動，如果身高低於該年齡段的正常水準，幾乎能肯定地說，這個寶寶的營養狀況不是特別好。[16]

但單獨看鈣營養，卻對身高沒有影響。無論是在寶寶出生前給媽媽補鈣，還是在寶寶出生後，以及兒童期補鈣，對孩子的身高均沒有影響。[17][18]

所以說，要想通過後天的努力，讓孩子長得更高，需要的是合理搭配膳食，加上適當的戶外運動。

六個月內的寶寶無需補鈣

母乳是嬰兒最好的鈣營養來源，母乳中的鈣質是最易於嬰兒吸收的[19][20]。目前為止，全世界母乳餵養的、足月產且不缺維生素D的嬰兒中，還未見到缺鈣的報導。[21]

無論媽媽的營養狀況如何，是否缺鈣，母乳都能給六個月前的足月產寶寶提供充足的鈣質[13]。母乳中的鈣含量（媽媽的母乳中的鈣含量的個體差異不大）都是能滿足寶寶實際需求的[13]。（注意！早產兒或低體重兒可能需要在母乳之外強化一些鈣和別的營養素。早產兒和低體重兒的餵養是一個專門的領域，目前還沒有很多證據支持一個最合理的餵養方案，不在本文中討論。）

配方奶中的鈣含量是以母乳為參照標準的[21][22]。但由於配方奶中的鈣質的生物利用度沒有母乳的高，因此配方奶中的鈣含量會高於母乳中的鈣，以期達到和母乳相同的實際鈣吸收量。[13]

年齡小於六個月的時候，只要是科學餵養的、奶量充足的寶寶，都不可能會缺鈣。但對於那些純母乳餵養的，又不怎麼曬太陽的寶寶，特別是生活在北方高緯度地區的寶寶，建議每天補充400國際單位（IU）的維生素D，以保證鈣的吸收。[21]

6~12月喝奶為主，無需額外補鈣

六個月後，合理添加輔食，並且每天保證大約600毫升的母乳或配方奶，就足以提供這個年齡段寶寶所需的鈣質了。母乳中的鈣在這個時期雖然含量有所下降，但仍然是生物利用度最高的鈣來源[13]。母乳餵養為主，加上合理的輔食，寶寶就不會缺鈣[1][9][21][23][24]。如果是配方奶餵養，配方奶中的鈣含量是遠超過這個年齡段兒童的需要的。[13][21]

另外，世界衛生組織建議的合理的輔食添加原則是，寶寶六個月到九個月時，每天兩到三次輔食，九個月到十二個月時，每天三到四次輔食。輔食的添加應注意合理搭配米糊或嬰兒麥片、蔬菜、豆類、肉類、乳製品（優酪乳、乳酪）等。[25]

1~2歲保證牛奶供給＋合理飲食搭配，也無需額外補鈣

1~2歲的孩子的鈣需求大約為每天500毫克（美國）到600毫克（中國膳食指南）[13][23]。這個年齡段的孩子已經可以喝全脂牛奶了，每天一到兩杯（240毫升一杯）牛奶或優酪乳，或者差不多量的母乳或配方奶，或者相應的乳酪（乳酪由於把牛奶中的水分去掉了，所以鈣含量非常高），再加上合理的飲食搭配（除了乳製品，其他日常食物也能提供一部分鈣營養），也不會缺鈣。[1][9][21][23][24] 這個年齡的寶寶已經可以吃成人食物了，每天要保證種類豐富，顏色豐富的五大類食物：第一類是蔬菜、水果，第二類是穀物，第三類是瘦肉、禽類、魚，第四類是蛋和豆類，第五類是乳製品。[26][27] 另外，這個年齡段的孩子會跑了，活動量比較大，可胃容量還小，因此要少量多餐。每天除了喝奶，還應有三到四次進食，另外，如果孩子覺得餓，可以再增加一到兩次營養零食，如小塊的水果、小三明治、起司條、優酪乳等。[25]

牛奶及乳製品是大寶寶的最佳鈣源

兩歲到青春期前兒童的鈣需求為每日500到800毫克[13][23]，根據日常飲食的搭配的情況（乳製品的食物搭配中的鈣攝入），平均每天1.5 ~2杯奶仍然被認為是能夠提供足夠鈣營養的。[26]

兩歲後兒童可以喝低脂或脫脂牛奶了，如果沒有肥胖的問題，繼續喝全脂牛奶也是可以的。一杯240毫升的牛奶中含有約300毫克

的鈣質，是含鈣最豐富、最易吸收、又最方便食用的鈣來源。每個年齡階段的小朋友都應該被鼓勵多喝牛奶。[28]

如果孩子有乳糖不耐症，喝牛奶會拉肚子，可以分多次、少量飲用，這樣可以避免出現乳糖不耐受的症狀[29-31]。或者也可以喝等量的優酪乳，或吃100克左右的乳酪（足以滿足一個青春期或成年人的鈣每日需求）。乳製品是最好的鈣來源，同時也能提供優質的蛋白質和其他能促進孩子發育的營養素，無論有沒有乳糖不耐症，所有的孩子都不應該避免食用乳製品。[28]

鈣營養的其他食物來源

對於那些因牛奶蛋白過敏或其他原因不得不避免飲用牛奶或乳製品的孩子，也可以通其他食物來獲取鈣[13]。一些低草酸的綠色蔬菜，如青花菜、大白菜葉、捲心菜、羽衣甘藍和添加了檸檬酸鈣的果汁都是很好的、易吸收的鈣來源；豆腐也能提供生物利用率較高的鈣；而一些含草酸高的食物（如菠菜、青豆等），或者一些含植酸高的食物（如植物種子、乾果、穀物等），所含的鈣則不易吸收[32]。比起牛奶，干豆中的鈣的生物利用率只有牛奶的一半，而菠菜的鈣的生物利用率只有牛奶的10%[9]。如果在超市購買的強化了鈣的果汁或者豆漿中加的是碳酸鈣的話，其生物利用率和牛奶差不多，如果是磷酸三鈣，那麼生物利用率是低於牛奶的。[33]

不能通過食物獲得足夠的鈣，才考慮鈣補充劑

如果有可能通過食物獲取足夠的鈣的話，最好是通過食物

獲取，而不是選擇鈣補充劑[34]。以目前城市的生活條件來說，只要科學餵養，嬰幼兒和兒童發生缺鈣的可能性極小，但如果嬰幼兒和兒童因為營養問題、需求量過大甚至疾病等原因出現難以通過飲食解決的缺鈣問題，還是應該選擇合適的鈣補充劑進行治療的。只是由於針對嬰幼兒和兒童服用鈣補充劑的研究還非常有限，且過高的鈣攝入也會干擾其他一些營養素的吸收，在給孩子鈣補充劑之前，還是應該諮詢醫生或營養師等專業人員。

市面上常見的兒童鈣劑有乳鈣、葡萄糖酸鈣和碳酸鈣[35][36]。選擇鈣劑的時候要注意看其中所含的鈣成分的含量，而不是鈣化合物的成分含量。乳鈣和葡萄糖酸鈣由於其中鈣成分含量非常低，並不適宜用於補鈣[35][36]。碳酸鈣通常是固體片劑，每片成分鈣的含量較高，因此需要服用的藥片數比較少，價格相對便宜[37]。但是碳酸鈣的吸收需要胃酸的參與，因此需要隨餐服用，最好是同午餐或晚餐一起服用。[24][38]

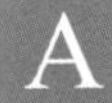

謠言粉碎。

寶寶的身高跟鈣營養沒有直接關係。而且，只要保證營養，你家的寶寶可能並不缺鈣，自然無需補鈣。

參|考|資|料

[1] World Health Organization and Food and Agricultural Organization of the United Nations. Vitamin and mineral requirements in human nutrition. 2004.

[2] Novotny, R., et al. Calcium intake of Asian, Hispanic and white youth. J Am Coll Nutr, 2003.

[3] Wang, M. C., P.B. Crawford, and L.K. Bachrach. Intakes of nutrients and foods relevant to bone health in ethnically diverse youths. J Am Diet Assoc, 1997.

[4] Ta, T. M., et al. Micronutrient status of primary school girls in rural and urban areas of South Vietnam. Asia Pac J Clin Nutr, 2003.

[5] He, Y., et al. Status of dietary calcium intake of Chinese residents. 衛生研究, 2007.

[6] Li, L., et al. Feeding practice of infants and their correlates in urban areas of Beijing, China. Pediatr Int, 2003.

[7] Zhang, Q. J. and C. Q. Song. Investigation of the use of calcium supplements and the medication instructions in pre-school children. CHINESE AND FOREIGN MEDICAL RESEARCH, 2010.

[8] Lee, W. T. and J. Jiang. Calcium requirements for Asian children and adolescents. Asia Pac J Clin Nutr, 2008.

[9] National Health and Medical Research Council and Ministry of Health. Nutrient reference values for Australia and New Zealand: including recommended dietary intakes. 2006, Canberra.

[10] Thacher, T. D. and S. A. Abrams. Relationship of calcium absorption with 2 (OH) D and calcium intake in children with rickets. Nutr Rev, 2010.

[11] Voloc, A., et al. High prevalence of genu varum/valgum in European children with low vitamin D status and insufficient dairy products/calcium intakes. Eur J Endocrinol, 2010.

[12] Baker, S. S., et al. American Academy of Pediatrics. Committee on Nutrition. Calcium requirements of infants, children, and adolescents. Pediatrics, 1999.

[13] Abrams, S. A. What are the risks and benefits to increasing dietary bone minerals and vitamin D intake in infants and small children? Annu Rev Nutr, 2011.

[14] Winzenberg, T. M., et al. Calcium supplementation for improving bone mineral density in children. Cochrane Database Syst Rev, 2006.

[15] McAfee, A. J., et al. Intakes and adequacy of potentially important nutrients for cognitive development among -year-old children in the Seychelles Child Development and Nutrition Study. Public Health Nutr, 2012.

[16] WHO. WHO child growth standards: length/height-for-age, weightfor-age, weight-for-length, weight-for-height and body mass indexfor-age: methods and development. 2006: WHO.

[17] Winzenberg, T., et al. Calcium supplements in healthy children do not affect weight gain, height, or body composition. Obesity (Silver Spring), 2007.

[18] Prentice, A. Milk intake, calcium and vitamin D in pregnancy andlactation: effects on maternal, fetal and infant bone in low- and highincome countries. Nestle Nutr Workshop Ser Pediatr Program, 2011.

[19] Section on Breastfeeding, Breastfeeding and the use of human milk. Pediatrics, 2012.

[20] Medicine, I. o., Nutrition During Lactation. 1991, Washington, DC: National Academy Press.

[21] Institute of Medicine. Dietary Reference Intakes for Calcium and Vitamin D. 2011, Washington, DC: National Academies Press.

[22] Atkinson, S. A., et al. Handbook of Milk Composition. Major minerals and ionic constituents of human and bovine milk, ed. R.G. Jensen. 1995, California: Academic Press.

[23] Chinese Nutrition Society, [Dietary Guidelines of China]. 2010, Lhasa: The Tibetan people's publishing house.

[24] National Institute of Health and Nutrition. Dietary Reference Intakes for Japanese. The summary report from the Scientific Committee of「Dietary Reference intakes for Japancse」. 2010.

[25] World Health Organization. Infant and young child feeding. 2014.

[26] National Health and Medical Research Council. Australian Guide to Healthy Eating. 2012: NHMRC.

[27] National Health and Medical Research Council. Australian Dietary Guidelines - providing the scientific evidence for healthier Australian diets 2013, Canberra: NHMRC.

[28] Heyman, M. B. Lactose intolerance in infants, children, and adolescents. Pediatrics, 2006.

[29] Novotny, R. Motivators and barriers to consuming calcium-rich foods among Asian adolescents in Hawaii. Journal of nutrition education, 1999.

[30] Lomer, M. C., G. C. Parkes, and J.D. Sanderson. Review article: lactose intolerance in clinical practice—myths and realities. Aliment Pharmacol Ther, 2008.

[31] Suarez, F. L. Lactose maldigestion is not an impediment to the intake of 1 00 mg calcium daily as dairy products. The American journal of clinical nutrition, 1998.

[32] Weaver, C. M., W.R. Proulx, and R. Heaney. Choices for achieving adequate dietary calcium with a vegetarian diet. Am J Clin Nutr, 1999.

[33] Zhao, Y., B. R. Martin, and C.M. Weaver. Calcium bioavailability of calcium carbonate fortified soymilk is equivalent to cow's milk in young women. J Nutr, 2005.

[34] Green, J. H., C. Booth, and R. Bunning. Postprandial metabolic responses to milk enriched with milk calcium are different from responses to milk enriched with calcium carbonate. Asia Pac J Clin Nutr, 2003.

[35] Chen, S., et al. Prevalence of dietary supplement use in healthy preschool Chinese children in Australia and China. Nutrients, 2014.

[36] Chen, S., C.W. Binns, and B. Maycock. Calcium supplementation in young children in Asia-prevalence, benefits and risks, in Child Nutrition and Health. 2013, Nova Science Publishers Inc: New York.

[37] Heaney, R. P., et al. Absorbability and cost effectiveness in calcium supplementation. J Am Coll Nutr, 2001.

[38] Heaney, R. P. Absorption of Calcium as the Carbonate and Citrate Salts, with Some Observations on Method. Osteoporosis international, 1999.

高鈣牛乳更補鈣嗎？

◎阮光鋒

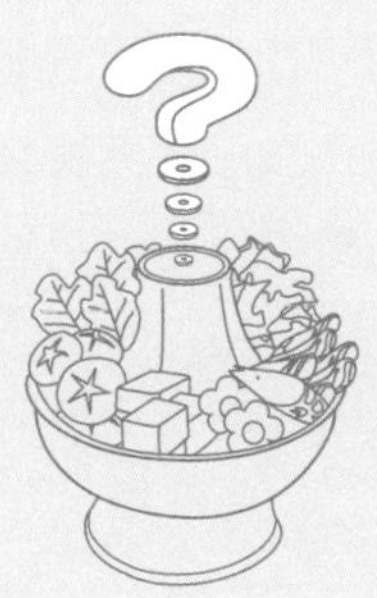

Q

補鈣應該喝高鈣牛乳，因為高鈣牛乳含鈣更多，補鈣效果更佳。

所謂高鈣牛乳，顧名思義就是鈣含量更高的牛奶。很多人可能會想，同樣是牛奶，為什麼高鈣牛乳的鈣就多一些呢？其實，高鈣牛乳的原料也是普通牛奶，只是在生產時人為地額外添加一些鈣，也就使得鈣含量高一些了。雖然我們平時都叫它高鈣牛乳，不過，它其實有一個更專業的名字：鈣強化奶[1]。

所謂強化，在營養學中就是對某種食物中的某種營養素進行補充，而這樣的食品就稱為「營養強化食品」[2]。生活中這樣的「營養強化食品」其實還有很多，如加碘鹽、加鐵醬油等。高鈣牛乳就是對牛奶中的鈣進行了「強化」，其實也就是給牛奶「補鈣」。

很多含鈣的物質都是可以作為鈣劑加入到高鈣牛乳中的，如碳酸鈣、乳酸鈣、磷酸鈣、乳鈣、檸檬酸鈣等[3]。目前，用得比較多的是碳酸鈣和乳鈣。[4]

「高」得有限制

向牛奶裡添加大量的鈣，實際上是一件很有技術難度的事，很容易破壞蛋白質體系的穩定，影響口感和殺菌穩定性。[5]

牛奶本身已經是高鈣食品，其中的蛋白質和鈣之間有著微妙的平衡，就像坐一輛車，每個位置對應一個鈣離子，它們安穩有序地坐在各自的位置上，如果這個時候來了一群其他的鈣，勢必會打破這種平衡，有的離子就沒位子坐了。而牛奶中富含的酪蛋白對鈣離子非常敏感，加入鈣劑會引起在牛奶乳狀介面的酪蛋白之間產生橋連接架凝，進而導致沉澱和乳析等問題[6]。有研究發現，當碳酸鈣的添加量在0.5~2.0 或者乳鈣的添加量在0.5~1.5時，高鈣牛乳中的沉澱逐漸增加，而且，隨著保存時間的延長，這種沉澱還會進一步增多[7]。所以，高鈣牛乳中的「鈣」，不是想加多少就可以加多少的。

高鈣牛乳有多少鈣？

一般來說，每100毫升普通牛奶中的鈣含量大約在90 ~120毫克之間。那麼，什麼樣的牛奶才能稱之為「高鈣牛乳」呢？根據最新的營養標籤標準中規定，比普通牛奶的鈣含量高出25 %以上，才能稱之為「高鈣牛乳」[8]。也就是說，理論上每100毫升高鈣牛乳的鈣含量應該為112~150毫克。

但有研究人員曾對市售幾種常見品牌的高鈣牛乳和普通純牛奶的鈣含量進行過調查，結果發現，高鈣牛乳的鈣含量只比純牛奶高一點兒而已，如，每100毫升牛奶中，品牌A純牛奶的鈣含量為79.2毫克，而其高鈣牛乳的鈣含量為81.2毫克；品牌B純牛奶中鈣含量為97.3毫克，其高鈣牛乳含鈣量為107.4毫克[9]。可見，很多號稱高鈣牛乳的產品，其鈣含量和普通全脂牛奶的差距，都不一定能達到2 %以上，與普通脫脂奶相比，更沒有那麼大的差距。因此，從鈣含量來講，「高鈣牛乳」並沒有想像中那樣「與眾不同」，多花的錢帶來的鈣也極其有限。

牛奶高鈣，無須補了

有人認為，高鈣牛乳的鈣含量始終還是比其他牛奶多一點，事實上，這是出於對牛奶本身的特點還不夠瞭解。每100毫升牛奶的含鈣量通常在100毫克左右，喝一杯250克的牛奶大約可以獲得250毫克左右的鈣[10]，相當於一天所需的1/3。另外，牛奶中的鈣其中有1/3以游離狀態存在，直接就可以被吸收，另外2/3的鈣結合在酪蛋白上，這部分會隨著酪蛋白的消化而被釋放出來，也很容易被吸收。而人為添加的鈣吸收率很低。而受成本的影響，現在大部分高鈣牛乳中添加的都是碳酸鈣，這種鈣在人體內的吸收效果並不理想。

A

謠言粉碎。

高鈣牛乳的「高鈣」很大程度上只是一些商家的賣點，其與普通牛奶的鈣含量差別並不大。牛奶本身含鈣量就很豐富，成人在正常飲食之外，每天半斤普通牛奶，再加上綠葉蔬菜或豆腐等高鈣食物，就可以滿足每天的鈣需求，沒有必要刻意去買高鈣牛乳。

參|考|資|料

[1] 黃麗，食品營養強化劑及其研究進展，廣東農工商職業技術學院學報，2006。

[2] 王彬、魏福華，淺談營養強化食品與居民健康的關係，中國食物與營養，2009。

[3] 吳正奇、淩秀菊，鈣強化劑和鈣強化食品的研究進展，食品工業科技，2001。

[4] 牛乳及乳飲料鈣強化的新解決方案——活性乳化鈣，第十一屆中國國際食品添加劑和配料展覽會學術論文集。

[5] 季萬蘭、丁美琴，高鈣牛乳的研究，食品工業科技，2006。

[6] 張鋒華、張雲、孟令潔等，高鈣牛奶穩定性研究，乳業科學與技術，2009。

[7] 趙謀明、蔣文真，高鈣奶中不同鈣劑對其穩定性的影響，食品科技，2004。

[8] GB28050-2011食品安全國家標準預包裝食品營養標籤通則。

[9] 姚鑫、馬力、孫豔，原子吸收法測市售「高鈣奶」的鈣含量，生命科學儀器，2008。

[10] 楊月欣、王光亞、潘興昌，中國食物成分表，北京大學醫學出版社，2002。

豬肝明目？慢點～

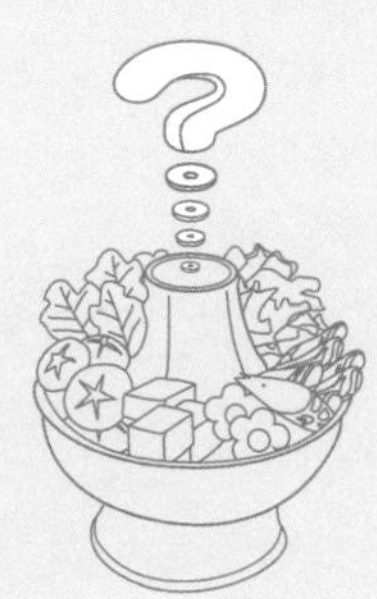

◎阮光鋒

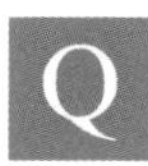

經常都會聽到「豬肝明目」的說法，很多人也很喜歡吃豬肝等動物肝臟，廚師們還專門開發了「明目豬肝湯」這道菜肴。

說豬肝「明目」並非空穴來風，但多吃也無益。肝臟是動物體內儲存維生素A的重要器官，100克豬肝中大約含有5,000微克維生素A。關於維生素A的作用詳見本書《胡蘿蔔吃多了會維生素A中毒嗎？》一文。所以，對於缺乏維生素A的人來說，豬肝的確可以較快地幫助補維生素A，對於維持視力健康有一定作用。從這個角度來看，豬肝「明目」的說法也有一點道理，但如果要靠豬肝來治療近視，那就不可取了。

維生素A不是越多越好

由於是脂溶性的，維生素A不易從身體中排出。維生素A攝入過量可能導致骨骼生長異常，對孕婦的影響更大。成年人攝取維生素A的上限是每天不超過3,000微克[1]。根據2003年衛生署公布的國人膳食營養素參考攝取量，成年男性的每日推薦攝入量是800 微克，成年女性是700微克，轉換成豬肝的重量，大約在10~12克。

而且，豬肝並不是補充維生素A的唯一膳食途徑。其實，很多綠色、黃色和橙黃色的蔬菜和水果中都富含類胡蘿蔔素，其中部分類胡蘿蔔素在人體內可以轉化成維生素A，其中維生素A活性最高、食物中含量最多的就是β-胡蘿蔔素了。對於大多數民眾來說，β-胡蘿蔔素是維生素A的主要膳食來源。

植物性的維生素A源，即胡蘿蔔素，沒有維生素A的毒性。即便從蔬菜水果中攝入過多胡蘿蔔素，結果也只是胡蘿蔔素過多症，表現為皮膚變黃，但對健康並無損害，停止攝入後，黃色也會消退。

豬肝中的其他有害物質

動物肝臟是動物體內重要的解毒和代謝器官。豬肝可謂豬體內最大的「解毒器」和毒物「中轉站」，進入豬體內的有毒有害物質，如重金屬、動物用藥、農藥等都需要在肝臟中代謝、轉化、解毒並排出體外。當豬的肝臟功能下降或有毒有害物質攝入較多時，其肝臟就會蓄積這些有害物質。

除了重金屬，豬肝往往也存在更高的獸藥殘留。有調查發現，市售動物製品中，豬肝中獸藥殘留較高，雖然大多並沒有超標，但是相比豬肉、牛肉等還是比較高的[2]。總體來說，豬肝、豬心等動物內臟的毒素往往是比較高的。[3]

此外，豬肝的膽固醇含量也很高，100克豬肝的膽固醇含量為288毫克[4]。膽固醇攝入過高，尤其是低密度膽固醇攝入過高，會增加心血管疾病的風險，為健康考慮，每天從食物中攝取的膽固醇含量不要超過300毫克。

A

謠言粉碎。

豬肝中豐富的維生素A對於維持視力的確有一些好處，但豬肝不是獲取維生素A的唯一途徑，也不是最佳食物來源。豬肝作為動物的重要代謝器官，更容易富集一些重金屬、獸藥等有害物質殘留，與此同時，豬肝的膽固醇含量也很高。

參|考|資|料

[1] 中國居民膳食營養素參考攝入量表，2000。

[2] 侯為道、傅小魯、楊元、王煉、高玲、王兵，動物性食品中獸藥殘留水準及膳食安全性評價，現代預防醫學，2004。

[3] 宋渡訕、袁立竹，豬肉、豬肝和豬腎中重金屬含量及其健康風險評估綜述，桂林理工大學學報，2012。

[4] 楊月欣、王光亞、潘興昌，中國食物成分表，2002。

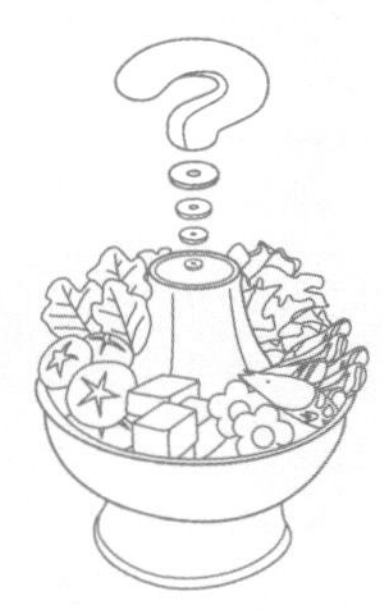

重口味的逆襲：鹽吃越多越健康？

◎趙承淵

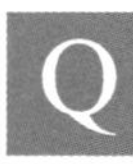

醫生們一直孜孜不倦地提醒我們，特別是高血壓患者：為了你的心臟，請控制食鹽量！但最新研究再次全面質疑兩者的關係。《美國醫學雜誌》一項研究比較了7,800萬美國人的鈉攝取量和心臟病死亡率，時間跨度長達14年。結果卻是，攝入鈉越多的人，死於心臟病的概率反而越小。

一篇引用文獻頗多的文章《高鹽≠高血壓》以上述概括形式在網上一度傳播甚廣，看上去相當有說服力。不過很可惜，關於食鹽攝入與高血壓之間關係的真相，卻遠遠不是這麼簡單。總的來說，主流醫學觀點和研究結果尚不支援大家採信這樣的報導。

惹出高血壓的鈉離子

從世界範圍來看，高血壓已經影響了接近25%的成年人口。科學家們預計，這一數字可能將在2025年達到60%。在罹患高血壓的人群中，除少數（約5%）是由於某些特殊疾病造成的症狀性高血壓（又稱繼發性高血壓）外，絕大部分是原發性高血壓，此類高血壓的發病往往與環境、遺傳、心理、膳食等多種因素有關。由於高血壓是心腦血管疾病的獨立危險因素，而後者又是人類健康的第一殺手，因此防控高血壓的意義重大。

食鹽的主要成分是氯化鈉。在人體體液中，鈉離子是細胞外液最常見的陽離子，負責維持體液的晶體滲透壓。細胞內外鈉、鉀、鈣等帶電離子的濃度相差較大，由此造成胞膜電位差，這是細胞產生及傳導興奮性的前提。人體每天都會經由尿液、汗液等途徑排出鈉，因此必須經由飲食補充鈉離子，食鹽則是鈉離子的主要來源。一般來說，成年人每日至少需攝入4.5克氯化鈉，折合成鈉離子則少於100毫莫耳。

實驗證明，鈉離子攝入過多會引起腎上腺和腦組織釋放內源性「洋地黃樣因數」（digitalis-like factor）。在低鉀環境的共同作用下，細胞膜上的「鈉離子泵」就不能正常工作了，動脈血管平滑肌細胞的胞膜電位差減小，細胞興奮性開始增加，變得更容易「激動」，最終表現出的結果就是動脈收縮、血壓升高。鈉離子瀦留還會通過減低輸血管介質的合成來導致血壓升高。上述機制能夠解釋為何大多數原發性高血壓患者並沒有體內水的明顯滯留。當然，一旦鈉離子瀦留過多，體液量明顯增加，那麼高血壓就更好理解了。

在每日攝入鈉離子少於50毫莫耳的人群中，極少能觀察到與年齡相關的血壓升高，而在每日攝入100毫莫耳以上鈉離子的人群中則較為常見。不過，儘管世界大多數人口的每日鈉離子攝入量都高於100毫莫耳，罹患高血壓的人畢竟也只是其中小部分而已。因此，每日攝入多於100毫莫耳鈉離子對於高血壓病來說只能算必要非充分條件。

在一項名為「國際食鹽與高血壓研究」的調查中，研究人員納入了32個國家的10,079名對象，結果發現，30年間每天多攝入50毫莫耳鈉，平均收縮壓和舒張壓將分別提高5毫米汞柱和3毫米汞柱。該研究在排除了其他混雜因素的干擾後仍然觀察到鈉離子攝入與血壓之間的正相關關係。動物實驗也證實了食鹽與高血壓之間的關係。當把黑猩猩的每日食鹽攝入量提高到15克時，它們的收縮壓和舒張壓分別提高了33毫米汞柱和10毫米汞柱，當去除食鹽供應後，又恢復到正常。減低食鹽攝入的降壓效果在人類身上也獲得了肯定。[2]

食鹽攝入與疾病風險

長期血壓控制不佳會導致動脈硬化，誘發心腦血管狹窄，損害心臟、腎臟及全身各個臟器。既然過量攝入食鹽與高血壓有著密切關係，那麼理論上也將間接與心腦血管疾病的發病率和死亡率等存在聯繫。

20多年來，已經有不少針對上述問題的調查研究。其結果多數都與之前的預測接近。例如2007年發表於《英國醫學雜誌》的一篇題為「限制飲食中鈉攝入對於心血管疾病長期效果的觀察：預防高血壓實驗的觀察性隨訪」的研究[3]就表明，減少鈉攝入不但能夠預防高血壓，而且將可能減低未來心血管疾病的長期風險。2010年發表於《新英格蘭醫學雜誌》的一篇名為「減低食鹽攝入對於未來心血管疾病的預測效果」的文章[4]則表明，適度減少食鹽攝入將大大減少心血管事件以及醫療費用，值得作為公共健康目標來推動。正是基於類似的大量研究，國際權威醫學部門、世界衛生組織和各國的膳食指南均提倡限制飲食中的食鹽攝入。

當然，在同時期也的確有一些研究文章稱沒有觀察到限制攝入食鹽的明顯益處，但這些意見並未成為主流。高鹽與高血壓之間存在較為明確的正相關關係，只是高鹽與心血管疾病及總體死亡率之間的關係仍有爭議。多數引起爭議的研究結果都是針對後兩者而進行的流行病學調查。流言中所引用的那篇《美國醫學雜誌》的研究結果[5]也屬於此類情況。流言中聲稱這篇文章「研究了7,800萬美國人的鈉攝入量和心臟病死亡率」，謠言粉碎機調查員對此資料甚為驚異，閱讀原文才發現其實此項研究的樣本數量應為7,154人，只是抽樣結果「代表了7,890萬非制度化的美國成年人」。這篇文章的結論也只是一家之言，與其類似的眾多研究並未得出一致的結果。

2013年5月發表於《美國醫學會雜誌》的一篇文章更是宣稱發現了低鹽飲食的弊端：那些尿鈉水準最低的民眾，因心血管疾病死亡的風險要比尿鈉水準最高的人高56%！[6]這一顛覆性結果立即引起了廣泛注意並佔據了報紙的醒目位置。

本條流言涉及的文章也將這項研究作為低鹽飲食無益甚至有害的論據。但事實上，雖然《美國醫學會雜誌》是一本重量級權威期刊，但他們發表的該研究卻引發了激烈爭論。哈佛大學公共健康學校對這篇文章很不以為然。他們認為，首先，這篇文章的研究對象只有不到4,000人，其中由於心血管疾病死亡的僅有84人，不足以得出顛覆性結論；第二，這一結論與過去多年以來確認的食鹽與高血壓存在清晰聯繫的結論相悖；第三，該研究以尿鈉作為長期攝入食鹽的觀察指標，但僅用24小時的尿鈉結果，不足以反映長期攝入食鹽的情況；第四，那些高個子或大活動量的對象進食要更多，而多進食則常常意味著攝入食鹽更多，但是，大活動量的人心臟往往要比缺乏活動的人要更健康，這項研究沒有將此類情況考慮在內並予以校正。此外該研究還存在丟失大量資料的情況等等[7]。總而言之，文章在科學上存在較多缺陷，其結果可信度有限。

另外，文章提到的關於低鹽飲食會啟動腎素－血管緊張素－

醛固酮系統（RAAS）而導致高血壓的觀點，也沒有得到主流認可。沒有證據證明在推薦食鹽攝入量的範圍內，低鹽飲食會誘發交感神經興奮和RAAS啟動。事實上，當前人類的飲食多是加工工業的傑作，這些食物通常富含鈉而缺乏鉀。相反，自然界中的天然食物往往是低鈉而高鉀的。例如，兩片火腿中就含有32毫莫耳鈉和4毫莫耳鉀，而一棵柳橙中則含有6毫莫耳鉀而不含鈉。在與世隔絕的以天然食物為主的部落人群中，食物每日往往會提供高達150毫莫耳的鉀，而僅有20~40毫莫耳的鈉，而這些人中高血壓的發病率不足1%。在食品工業出現之前的很長一段時間裡，人類的食譜其實就是低鈉而高鉀的，或許我們腎臟的任務原本就是為了更好地處理鉀而不是鈉。

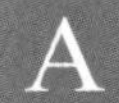

謠言粉碎。

流言涉及的文章有失偏頗，僅僅片面報導了學術界爭論的一個話題，即「高鹽飲食是否增加了心臟病發病及死亡的風險」。目前來看，高鹽飲食與高血壓之間的正相關關係仍很明確。醫學界的主流意見仍提倡低鹽飲食以預防高血壓及其併發症。對於普通人而言。每天攝入的氯化鈉應在6克以下，每日鈉離子攝入量應少於100毫莫耳。

參|考|資|料

[1] 吳在德，外科學，人民衛生出版社，1984。

[2] Horacio J. Adrogué, Nicolaos E. Madias. Sodium and Potassium in the Pathogenesis of Hypertension. N Engl J Med, 2007.

[3] Cook NR, Cutler JA, Obarzane kE, et al. Long term effects of dietary sodium reduction on cardiovascular disease outcomes: observational follow-up of the trials of hypertension prevention (TOHP). BMJ, 2007.

[4] Kirsten BD, Glenn MC, Pamela GC, et al. Projected Effect of Dietary Salt Reductions on Future Cardiovascular Disease. N Engl J Med, 2010.

[5] Cohen HW, Hailpern SM, Fang J, Alderman MH. Sodium intake and mortality in the NHANES II follow-up study. Am J Med, 2006.

[6] Stolarz-Skrzypek K, Kuznetsova T, Thijs L, et al. Fatal and Nonfatal Outcomes, Incidence of Hypertension, and Blood Pressure Changes in Relation to Urinary Sodium Excretion. JAMA, 2011.

[7] 哈佛公共健康學校：Flawed Science on Sodium from JAMA

牛奶與香蕉同食會拉肚子嗎？

◎少個螺絲

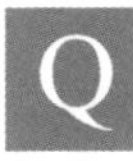

日本早餐的「最強組合」：香蕉配牛奶，傳言一起吃會拉肚子？網上搜索了一下，對香蕉與牛奶不能一起食用的解釋大致有兩種。一種是說：香蕉是涼性的，牛奶是熱性的，同食會導致腸胃不合，並很可能腹瀉；另一種說法則是從二者的成分來分析：香蕉中的果酸會使牛奶中的蛋白質變性沉澱，變得難以消化吸收，從而導致腹瀉。

以上說法究竟有沒有道理呢？首先，給各種食物劃分冷熱屬性並沒有什麼科學依據。退一步說，如果這個理論正確的話，那麼流傳甚廣的屬涼性的螃蟹要搭配屬熱的薑汁來食用的說法又是怎麼回事呢？是涼性配涼性，還是涼性配熱性，看來推崇這種理論的群體自己也沒有達成共識呀。說香蕉和牛奶因所謂的冷熱屬性不同因而不能同食，其實是說不通的。

拉肚子和沒營養

至於說香蕉中的果酸導致牛奶蛋白質沉澱從而難以消化更是無稽之談。的確，牛奶中的蛋白質在酸性環境下確實會變性沉澱。但蛋白質變性之後只是因為結構改變而失去生物活性，並不影響它的營養價值，例如，優酪乳中的蛋白質就已經變性沉澱了，但這毫不影響它豐富的營養價值。何況，香蕉含的果酸很少，遠不及胃酸。就算不吃香蕉，牛奶中的蛋白質也會在胃酸的作用下變性。因而，這個說法同樣沒有道理。

然而，謠言之所以能傳播這麼長時間，肯定是有一些「事實」支持的。例如隔壁老王哪天早晨吃香蕉喝牛奶拉肚子了，街坊鄰居聽說後就語重心長地說了：「老一輩早就說香蕉和牛奶不能一起吃，肯定是有道理的。你就是不聽！偏要相信什麼『果核網』！」那麼，老王怎麼就拉肚子了呢？這很可能是乳糖不耐症導致的。乳糖不耐症是指一些人的腸道裡缺乏一種叫乳糖酶的消化酶，無法將牛奶或是其他食物中的乳糖有效分解吸收。沒能分解的乳糖會被腸道細菌發酵，產生氣體，引起腹脹，嚴重的會導致腹瀉。人類斷奶後因乳糖酶逐漸消失而導致的乳糖不耐受在白色人種以外的人群中非常常見，大部分華人都有不同程度的乳糖不耐症。不過，這些人並不是只要一攝入乳糖就會出現症狀，而是在攝入了一定量以後才會出問題。而這個「一定量」是因人而異的。有的人可能只要喝一點牛奶就會出現症狀，有的人可能只有喝比較多了才會出狀況。對於有乳糖不耐症的人來說，空腹大量喝牛奶無疑是更容易引起腹脹乃至腹瀉的。可憐的老王，很可能就是因為乳糖不耐症，那天或許是空腹，又恰巧多喝了幾口牛奶，從而導致了腹瀉。與牛奶一起食用的香蕉，只不過是「躺著也中槍」了。

實際上，牛奶和香蕉都是營養豐富的食物，牛奶可以補充鈣質以及提供優質的蛋白質，而香蕉則可以提供豐富的維生素和礦物質，而且香蕉中的糖類還可以為身體提供能量。這也是為什麼說香蕉＋牛奶在日本是最強早餐組合。

巧克力牛奶還能喝嗎？

除此之外，網上還流傳著各種各樣的飲用牛奶的注意事項，提到了好多不能與牛奶一起食用的食物，例如不可與果汁一起飲用或者與酸性水果（例如橘子）一起食用，因為牛奶中的酪蛋白會變性沉澱從而難以吸收等，這在上文已經反駁過了。又例如，說牛奶不能和巧克力一起食用，因為巧克力中的草酸會與牛奶中的鈣結合形成草酸鈣沉澱，影響鈣的吸收，甚至會導致頭髮乾枯、生長緩慢。實際上，食物中的草酸的確會結合鈣質，生成草酸鈣沉澱，並影響鈣質的吸收。不過用於生產巧克力的可可粉中草酸含量雖然很高，達到每100克470毫克，但是等到製成巧克力以後，草酸含量已經大大降低，每100克黑巧克力僅含有120毫克草酸，健康人足以正常代謝這些草酸。另外，與其單獨吃巧克力，讓草酸與血液中的鈣結合成沉澱，然後通過腎臟隨尿排出，反而不如與含鈣量高的牛奶一起吃，使之沉澱在消化道裡，隨著粗壯的大便排出體外。這個其實與菠菜燒豆腐是一個道理。

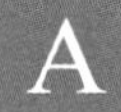

謠言粉碎。

牛奶和香蕉一起食用並不會引起腹瀉，相反，牛奶和香蕉一起當早餐是一種很健康的搭配。如果偶爾有腹脹腹瀉的情況，很可能是牛奶中的乳糖引起的乳糖不耐症導致的，與香蕉沒有關係。網上流傳的很多不能與牛奶一起食用的說法也是沒有科學依據的。只要兩者都是正常乾淨的食物，混在一起吃並不會讓人食物中毒。相反的，養成多樣化的膳食結構，均衡地獲取營養才更有利於健康。

空腹吃香蕉會出問題嗎？

◎簫汲

空腹吃香蕉就會拉肚子，而且由於香蕉富含鉀，空腹食用對心臟功能差的人不好。

關於香蕉能通便的傳言流傳甚廣，有很多長期受到便秘困擾的患者都曾經試圖用香蕉來「解決」問題。在影視作品中，我們還能看到主角坐在馬桶上一邊用力「嗯嗯」，一邊大嚼香蕉的鏡頭。關於吃香蕉會引起腹瀉的說法，很有可能就是源於香蕉通便的傳說。

對於「香蕉通便」的原理解釋，通常有兩種說法：其一，香蕉富含膳食纖維，而膳食纖維具有通便的作用；其二，香蕉中富含果糖，果糖具有通便作用，嚴重的可以引起腹瀉。不過很遺憾的是，這兩種說法都頗站不住腳。

通便？純屬誤會

首先是膳食纖維。膳食纖維指的是食物中不能被人體消化的植物細胞殘存物，包括纖維素、果膠等。膳食纖維確實有軟化大便、促進排便的作用，適當食用有益健康。但香蕉在膳食纖維含量方面並無特出的表現，其含量僅為每100克1.2克[1]，不僅低於同為水果的梨、蜜橘等，也遠遠低於大多數穀類、蔬菜，以及幾乎所有常見的菌菇類食品。如果按膳食纖維計算，它並不具備比其他植物性食物更為突出的通便能力。

膳食纖維方面不如人，那香蕉的果糖效果如何呢？同樣，香蕉的果糖含量與其他食物相比並無特殊之處。即使含量高於平均，仍然不具備通便甚至引起腹瀉的能力。

臨床上有一種名為「乳果糖」的通便藥物，是一種由一個半乳糖殘基和一個果糖殘基構成的雙糖。這種藥物不能被小腸消化和吸收，進入大腸以後在腸道細菌的作用下會分解為小分子有機酸，這些代謝產物和乳果糖一起，可以起到提高腸腔內滲透壓，使大便變軟、變稀的作用。同樣，如果果糖能順利進入大腸，也能起到同樣的作用。但健康人的小腸具有無與倫比的強大消化吸收功能，無論是以果糖單糖，還是以蔗糖形式存在的果糖，小腸都能充分利用，除非短時間內攝入大量果糖，一般很少會留給大腸。只有乳果糖這樣的例外可以逃脫小腸的吸收，而香蕉所含的果糖多為果糖單糖或蔗糖，無論是否空腹服用，都難以順利到達大腸，發揮通便的作用。大多數食用香蕉後的腹瀉往往是由於吃到不潔食物引起，或僅僅是出於巧合。

有一種很特殊的情況，是遺傳性果糖不耐症。這樣的患者體內缺乏一種消化果糖用的酶，因此小腸完全無法消化吸收和利用果糖，因而引起嚴重的腹瀉。不過果糖不耐症是一種非常罕見的疾病，通常嬰兒期就會發病，而且不止香蕉，吃任何含有果糖的食物都會腹瀉，並不屬於通常探討的範圍。

諷刺的是，香蕉不僅未必具有傳說中的通便作用，相反是腹瀉病人恢復期良好的營養補充品[2]。香蕉質地柔軟、易於消化，並且富含碳水化合物，脂肪含量又少，非常適合為腹瀉病人補充營養，促進疾病恢復；而且，嚴重腹瀉病人體內的鉀離子大量隨糞便丟失，富含鉀的香蕉可以幫助患者快速補充丟失的鉀。

生命離不開的鉀

既然香蕉富含鉀，可以迅速補充腹瀉病人體內丟失的鉀離子，那麼心臟病人吃香蕉會不會由於高鉀而對心臟不利呢？正常人的血鉀濃度維持在每升3.5~5.5毫莫耳*之間[3]，血鉀如果高於這個範圍，無論正常人還是心臟病人，都有可能發生致死性的心律失常，引起猝死。血鉀濃度的正常範圍非常微妙，一個中等身材的成年人體內大約有4,000毫升血液，理論上僅需312毫克的鉀就能將血鉀濃度從正常範圍的每升4.5毫莫耳提升到危險的每升6.5毫莫耳，而香蕉的鉀含量為每100克256毫克，只要攝入122克的香蕉就能補足這312毫克的鉀。

這麼說來，難道香蕉真的吃不得，無論是健康人還是心臟病人，僅僅攝入100 多克就能要你命？

對上述問題，任何一個有過一口氣吃掉一整串香蕉經歷的人都可以挺起腰杆回答：不可能。相反，人體每天對鉀的需要量非常大，一個健康、非孕期的成年人，每天需要的鉀約2,000毫克，甚至有人提出健康人每天應攝入4~6克的鉀[4]，而人體內所含的鉀總量大約有140~150克，這些鉀主要存在於細胞內，只有極少量存在於血漿中，而這極少量鉀卻對人體的各種生命活動發揮著極大的作用。因此人體內發展出一整套極複雜而又極精密的調節血鉀的機制，以細胞作為鉀的儲備庫，血鉀高時存入細胞內，血鉀低時開倉，維持血液中鉀離子的穩定，而有盈餘的鉀離子則通過腎臟排出體外。腎臟是人體最強大的廢水處理廠，每天能夠濾過

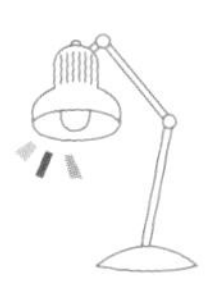

* 1毫莫耳/升 离子折合3.9毫克/分升。

33,000毫克的鉀，因此理論上講，健康人即使每天攝入30多克鉀（約13噸香蕉）也不會有生命危險（其實，在高鉀血症之前，你先要擔心的是被撐死）。

只有對於那些腎臟或內分泌功能受損，不能正常排泄鉀的人來說，嚴格限制鉀的攝取量才是有必要的。雖然嚴重的心臟問題也會引起腎功能受損，但心臟疾病本身並不會使人更不適合攝入鉀。相反，對於冠心病的重要危險因素——高血壓病的患者來說，適當的高鉀低鈉飲食在控制血壓和血管硬化、預防心梗的發生方面有積極的作用。

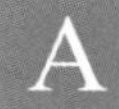

謠言粉碎。

無論是否空腹，吃香蕉不僅不會引起腹瀉和心臟病，反而是腹瀉病人的良好營養品和幫助預防某些心臟疾患的健康食品，適合健康人和很多病患食用。但是腎功能受損的病人則不宜多食香蕉，以防因排鉀功能受損而發生高鉀血症。

參|考|資|料

[1] 中國營養學會，中國居民膳食指南，西藏人民出版社，2007。

[2] Diarrhea: Top Eight Things to Eat When You Are Feeling Awful.

[3] 朱大年，生理學，人民衛生出版社，2004。

[4] 維基百科：鉀離子。

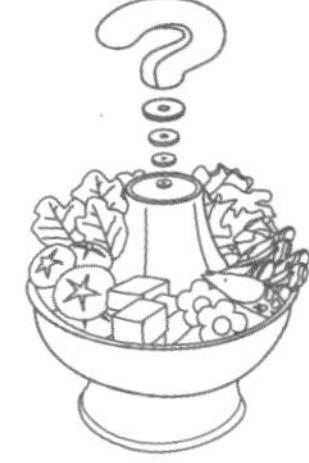

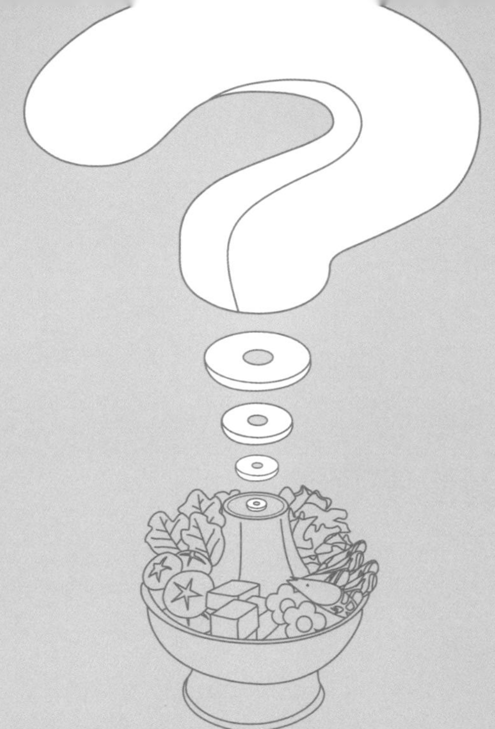

3

第三章/

飲食竅門打不開

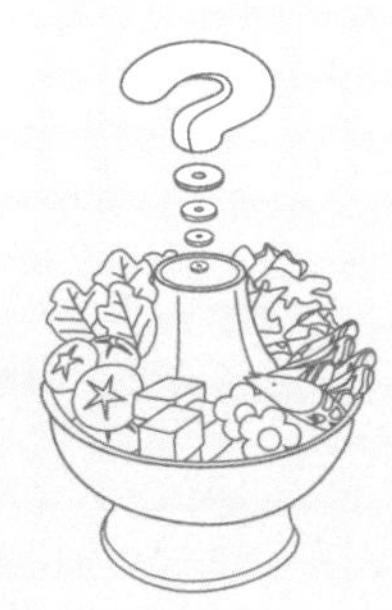

辨別毒蘑菇，民間傳說不可信

◎顧有容

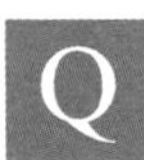

每年都會有媒體報導因誤食毒蘑菇致死的悲劇[1]。但是，在感歎草木無情之餘，有些報導還以「教你一招」的名義列舉了一些辨別毒蘑菇的方法：顏色不鮮豔，生長在特定樹種林下……皆在其「方法」之列。這些生活「磚家」們號稱，遵循這些「經驗」，可以在很大程度上避免中毒。

雖然這些辨識毒蘑菇*的方法看起來都言之鑿鑿，殊不知，它們其實並沒有科學依據，輕信並實踐的話，反而是造成誤食中毒的主要原因之一。全世界約有14,000種大型真菌，台灣因豐富的地形及氣候變化，就擁有1,000多種蕈類，形態和成分都具有很強的多樣性，辨別它們是否有毒需要專業知識，並非簡單方法和特定經驗所能勝任。因此對於不認識的野生菌種，唯一安全的辦法是絕對不要採食。

顏色無關毒性

「鮮豔的蘑菇都是有毒的，無毒蘑菇顏色樸素。」這是有關蘑菇的謠言中流傳最廣、影響力最大、殺傷力最強的一句，甚至上升到了箴言的高度。為了粉碎這條謠言，我們讓大名鼎鼎的「毀滅天使*」白毒傘（Amanita verna）現身說法。

白毒傘隸屬傘菌目鵝膏科鵝膏屬，是世界上毒性最強的大型真菌之一，在歐美國家以「毀滅天使」 聞名。白毒傘具有光滑挺

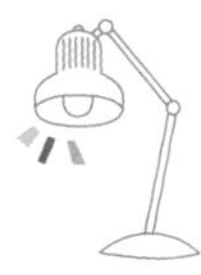

* 為了表達的方便，本文用「蘑菇」指代所有被稱作菇、菌、蕈的大型真菌，而並不特指傘菌目蘑菇科的著名食用菌Agaricus campestris。為避免混淆，該種未在文中提及。

* 毀滅天使（Destroying Angel）這個俗名包含了白毒傘和一些形態相似的近緣種，其中白毒傘、鱗柄白毒傘（Amanita virosa）、白刺頭鵝膏（A. virgineoides）、黃蓋鵝膏（A. subjunquillea）和致命白毒傘（A. exitialis）在中國有分佈。

拔的外形和純潔樸素的顏色，還有微微的清香，符合傳說中無毒蘑菇的形象，很容易被誤食。「毀滅天使」以極高的中毒者死亡率（不同文獻記載高達50~90%）殘酷地嘲諷這些傳說的信眾，因此還有個別名：愚人菇（Fool’s Mushroom）。

經常被用來為「鮮豔的蘑菇有毒」這一印象做注解的，是與白毒傘同屬的毒蠅鵝膏（Amanita muscaria）。鮮紅色菌蓋點綴著白色鱗片的形象構成了「我有毒，別吃我」的警戒色。然而，也有一些可食蘑菇種類是美貌與安全並重的。例如同樣來自鵝膏屬（這個屬「出鏡率」真高啊）的橙蓋鵝膏（A. caesarea），具有鮮橙黃色的菌蓋和菌柄，未完全張開時包裹在白色的蕈托裡很萌，有「雞蛋菌」的別稱，是夏天遊歷川藏地區不可不嘗的美味。另外如雞油菌（Cantharellus cibarius）、金頂側耳（Pleurotus citrinipileatus）、雙色牛肝菌（Boletus bicolor）和正紅菇（Russula vinosa）等等，都是顏色鮮豔的食用菌。有興趣的讀者可以「Google」一下這幾個拉丁名。

清潔環境也長毒蘑菇

再來看看這條說法：「可食用的無毒蘑菇多生長在清潔的草地或松樹、櫟樹上，有毒蘑菇往往生長在陰暗、潮濕的骯髒地帶。」

其實，所有的真菌都不含葉綠素，無法進行光合作用自養，只能寄生、腐生或與高等植物共生，同時對環境濕度要求比較高，因此它們都傾向於生長在「陰暗潮濕」的地方。俗話說「潮得都要長蘑菇了」，就是這個道理。

至於環境的「清潔」和「骯髒」，並沒有具體的劃分標準，更與生長其中的蘑菇的毒性無關。食用菌雞腿菇（Coprinus comatus，毛頭鬼傘）經常生長在糞便上，栽培時也常用牛馬糞便作為培養基；反之，包括白毒傘在內的很多毒蘑菇都生長在相對清潔的林中地上。

蘑菇生長環境中的高等植物，尤其是與很多種蘑菇共生的松樹和櫟樹（泛指殼鬥科植物），也不能作為蘑菇無毒的判斷依據。例如近年來在廣州多次致人死亡的致命白毒傘（Amanita exitialis）就是和一種櫟樹（Castanopsis fissa，黧蒴栲）共生的，而其他的「毀滅天使」們也生長在櫟樹林、松林或由二者構成的混交林中。另有報導稱，附生在有毒植物上的無毒蘑菇種類也可能沾染毒性，採食時須格外注意。[3]

長得醜就是毒蘑菇嗎？

據說，「毒蘑菇往往有鱗片、黏液，菌杆上有蕈托和菌環，沒有這些特徵的就不是毒蘑菇。」這種說法也不足為信。提及鱗片、黏液、蕈托和菌環等形態特徵術語，是毒蘑菇謠言「與時俱進」的表現，謠言甚至因此具備了一點可靠性。同時生有蕈托和菌環、菌蓋上往往有鱗片，是鵝膏屬的識別特徵，而鵝膏屬是傘菌中有毒種類最為集中的類群。也就是說，按照「有蕈托、菌環和鱗片的蘑菇有毒」的鑒別標準，可以避開包括白毒傘和毒蠅鵝膏在內的一大波毒蘑菇。但是，這條標準的適用範圍非常狹窄，不能外推到形態高度多樣化的整個蘑菇世界，更不能引申出「沒有這些特徵的蘑菇就是無毒的」。很多毒蘑菇並沒有獨特的形態特徵，如亞稀褶黑菇（Russula subnigricans，紅菇科）沒有蕈托、菌環和鱗片，顏色也很樸素，誤食會導致溶血症狀，嚴重時可能因器官衰竭致死。另一方面，這條標準讓很多可食蘑菇躺著也中槍。例如，常見食用菌中大球蓋菇（Stropharia rugosoannulata）有菌環、草菇（Volvariella volvacea）有蕈托、香菇（Lentinus edodes）有毛和鱗片。

蟲子吃的就沒毒嗎？

有人宣稱「毒蘑菇蟲蟻不食，有蟲子取食痕跡的蘑菇是無毒的」，這個說法的邏輯和對基改作物「蟲都不吃，人為什麼能吃」的錯誤判斷如出一轍。人和昆蟲（以及其他被稱為「蟲」的動物）的生理特徵差別很大，同一種蘑菇很可能是「彼之砒霜，我之蜜糖」。1996年，法國科學家諾曼．米爾（Norman Mier）等人報導了用黑腹果蠅在175種野生蘑菇中篩選潛在的生物農藥來源的研究[4]，結果表明其中大多數對果蠅致命的蘑菇對人是無毒的。

該研究中對果蠅毒性排名第二的是一種人類可食的蘑菇——紅絨蓋牛肝菌（Boletus chrysenteron，牛肝菌科）。同時，很多對人有毒的蘑菇卻是其他動物的美食，例如蛞蝓經常取食豹斑鵝膏（Amanita pantherina）。「毀滅天使」中的致命白毒傘也有被蟲齧食的記錄。[4]

銀器、大蒜辨不出毒物

「毒蘑菇與銀器、大蒜、大米或燈芯草同煮可致後者變色，毒蘑菇經高溫烹煮或與大蒜同煮後可去毒。」這是有關毒蘑菇的傳說中最荒誕不經的部分。始作俑者的想像力令人敬佩。烹調是食物進嘴前經歷的最後一道工序，很多人因為沒有看到那些純屬子虛烏有的「遇毒變色反應」而放下了心中疑慮，心甘情願地將毒蘑菇吃進肚裡。2007年中國廣州發生的一起誤食致命白毒傘事件中，受害人就曾經用上述方法驗毒。

銀針驗毒是個流傳千年的古老傳說，原理是銀與硫或硫化物反應生成黑色的硫化銀。古法提煉的砒霜純度不高，常伴有少量硫和硫化物，用銀器有可能驗出；但所有毒蘑菇都不含硫或硫化物，不會令銀器變黑。至於毒蘑菇致大米、大蒜或燈芯草變色的說法則完全出自臆想，沒有任何證據表明這種現象確實存在。這種憑空捏造的東西，駁起來頗有「渾身都是空門，不知何從下手」的無力感，好在有個反例就足以說明問題。我曾經試過用致命白毒傘和大蒜同煮，結果湯色清亮，大蒜顆顆雪白，兼之鮮香四溢，令人食欲大振……當然振過就算了，還是沒吃。

高溫烹煮或與大蒜同煮可以解毒的說法危害更甚，人們可能對解毒效果抱有信心而吃下自己無法判斷的蘑菇，從而增加了中毒風險。不同種類的毒蘑菇所含的毒素具有不同的熱穩定性。以白毒傘為例，它的毒性成分是毒傘肽（Amatoxins），包括至少八種結構類似、骨架為八個氨基酸構成的環狀肽。

毒傘肽的穩定性很強，煮沸、曬乾都不能破壞這類毒素，人體也不能將其降解。其中毒性最強的 α -毒傘肽口服半致死劑量（LD50）是每千克體重0.1毫克，意味著吃下一兩朵白毒傘就足以奪去一個成年人的生命，而且一旦入口就沒有任何解藥。大蒜裡的活性物質有一定的殺菌作用，但對毒蘑菇完全無能為力。

除此之外，有些可食蘑菇含有少量加熱後會分解的有毒物質，必須烹煮至熟透，否則食用後可能導致不適，吃火鍋的時候尤其要注意。前文提到的食用菌雞腿菇含有鬼傘素，會阻礙乙醛脫氫酶的運作，導致乙醛在體內聚集，大量食用的同時又大量飲酒的話，容易出現雙硫侖樣反應，需要注意。

A

謠言粉碎。

請記住，辨別野生蘑菇是否可食需要分類學的專業知識，民間傳說一概不可靠。沒有專業人士在場時，如果憑自己或自己信任的人的經驗不能百分之百確定某種野生蘑菇可食（此處「經驗」指吃過並能憑外形判斷），那麼唯一正確的方法是：絕對不要吃！

P.S將本文作為投毒指南是不對的喔！

參|考|資|料

[1] 七歲男孩誤食毒菇身亡，父親捐兒子角膜回報社會。

[2] 衛生部辦公廳關於2010年全國食物中毒事件情況的通報。

[3] 羊城晚報，帶眼識毒菇，2011-3-1 B05版。

[4] N Mier, S. Canete, A. Klaebe, et al. Insecticidal properties of mushroom and toadstool carpophores. Phytochemistry, 1996.

用蒜頭檢測地溝油可信嗎？

◎ZC

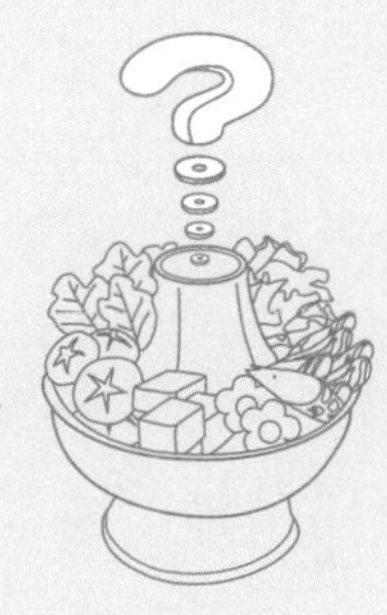

Q

檢測地溝油的最簡單方法就是，在炒菜時放一顆剝皮的蒜頭。因為，蒜頭對於黃麴黴素最敏感，所以，如果蒜頭變紅色，就是地溝油，含有大量黃麴黴素。如果食用油良好的話，蒜頭是白色的。另外，把你家裡的油放到冰箱裡兩個小時，如果出現白色的泡沫，那就是地溝油。

地溝油的檢測問題一直備受關注，儘管目前還找不到通用的檢測方法，但是網上聲稱能夠辨別地溝油的技巧有如雨後春筍一樣冒了出來。面對連專業機構都無法攻克的難題，這些小技巧可信嗎？

地溝油，檢測難

當前我們所說的地溝油，實際上指的已經不單單是字面意義上從下水道打撈上來的油脂，而是廢棄食用油的統稱，包括地溝油、潲水／泔水油、煎炸老油、劣質動物油等。[1]

在政府的監督機關和研究機構一直致力於找出各類廢棄食用油脂的共通點，但是由於廢棄食用油的來源各不相同，經歷過各種加工和勾兌，因此其中所含有的物質五花八門，含量也不盡相同。在此之前，政府單位徵集得來的五種最有可能成功的檢測方法，在精製地溝油面前也敗下陣來，只能繼續徵集方法[2]。可見想要找出一個通用可靠的方法，是極其困難的。

既然如此，流言中的方法真能好使嗎？

蒜頭法不可信、不可靠、不通用

黃麴毒素來源於黃麴黴菌，是一種強致癌物質，也是地溝油中可能存在的有害物質之一。這種黴菌可以在很多作物上面生長，花生就是其中之一。

如果生產單位的花生存放不當，很容易就會長黃麴黴菌。所以，其含量一直都是食用植物油的重點檢測指標。儘管黃麴毒素的威脅由來已久，但用蒜頭來檢測黃麴毒素卻是個新事物。我們在資料庫裡找不到關於黃麴毒素遇大蒜變色的文獻報導。如果你在網上查找相關的說法，搜索結果都指向這則流言。而且流言的描述也模棱兩可，可以檢測出多少含量的黃麴毒素，需要加熱多久才會出現紅色等問題，都沒有明確的說法。這些問題使這個方法的可信度大打折扣。

更重要的是，地溝油中的黃麴毒素含量並不一定是超標的，例如，用煎炸老油重新加工製作的地溝油雖然會含有大量多環芳烴和反式脂肪酸等對人有害的物質，但其黃麴毒素含量完全有可能是合格的。即便蒜頭遇上黃麴毒素真的會變色，也不具備識別出其他類型地溝油的能力。

綜合上述資料，這是一個不可信、不可靠、不通用的方法，即便蒜頭沒變色，也不代表油就是安全的。

冰箱辨真偽也不靠譜

通過凝固點來判別地溝油的方法，此前果殼網已經發佈了分析文章「凝固點鑒別地溝油是否可信？」，這次流言提到的方法，其實只是一個變種。

一些飽和脂肪酸含量較高的食用油在溫度降低到一定程度以後，也會逐漸凝固析出固體，不過外觀上不應該是流言所說的泡沫。而地溝油因為經過使用，成分複雜，可能會混有食物殘渣等雜質，經過簡單的過濾雖然可以隔除較大的雜質，在常溫下是澄清的，但是動物油脂和蛋白質之類的雜質，隨著溫度降低逐漸凝固析出以後可能會在油表面形成泡沫狀的分層。

但同樣的問題，並不是所有的地溝油在冰箱冷藏以後都會出現泡沫，這樣的檢測對於大多數情況，特別是精製和勾兌過的地溝油是無能為力的。

防範地溝油？目前沒有太多辦法

品質合格的食用油，確實不會出現蒜頭變紅、冷藏出現泡沫的現象。出現上述現象，原因可能是因為地溝油，也可能是食用油品質不合格。例如產生泡沫，就有可能是因為榨油後的除雜工序沒做好。對於政府部門，明確區分這兩者是必須的，以利於合理處罰和整頓。而對於消費者，只要是品質不合格都是不可接受的。

從這個意義上說，只要遇到不正常的現象，都需要懷疑這個油是不是能用。但消費者同時也應該清醒地認識到，要防範地溝油，目前在技術上是沒有很好的辦法的，更多的是要在流通環節上加強警惕（當然，相關部門的品質安全過程監管是最重要的）。

另外，有問題的地溝油主要是銷向餐飲市場，超市零售並不是主要管道。因為經營成本的壓力，加上法制意識和食品安全意識不強，廉價的精製地溝油對一些小餐館、食品小作坊會有比較大的吸引力。因此，為了減少遇到地溝油的風險，消費者需要注意的是在外就餐儘量選擇有信譽的餐館，日常烹飪用油選購有信譽的品牌。

關於地溝油的補充知識

粗製的地溝油顏色深，氣味難聞，如果冒充食用油很容易被發現。如果不法商家使用技術手段為地溝油除雜，吸附脫色，真空脫臭或者添加香精，精製出來的地溝油就很難以肉眼識別了[3]。如果再和合格食用油仔細勾兌，在色澤、澄清度和折光率等品質指標上達到食用油標準也是有可能的，畢竟這些檢測指標是針對正常的生產流程制定的。

因為這樣的處理在技術上並不複雜，成本也不太高，對於商人而言還是有利可圖的。但是這樣得到的僅僅是看起來像食用油，而不是真正能吃的食用油。

真要把地溝油精煉到可以安全食用，不但要把黃麴黴毒素、重金屬元素、苯駢芘、多環芳烴、洗滌劑等各種有毒有害雜質徹底清除，還要注意不能在處理過程中引入新的有害物質，同時設備也要確保清潔衛生。這樣一折騰，技術難度和成本自然就高了，可能毫無利潤可言。

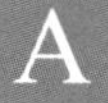

謠言粉碎。

沒有任何研究和理論支持蒜頭可以檢測出黃麴黴毒素。冷凍對一小部分地溝油的檢測有效，但不是通用方法，不具備普遍性。目前還沒有通用的地溝油檢測方法，要防範地溝油，消費者需要做的是儘量選擇有信譽的餐館和烹飪用油。

參考資料

[1] （1）李臣、周洪星、石駿等，地溝油的特點及其危害，農產品加工，2010.06: 69-70。（2）王磊，試結合地溝油談食品商品品質要求，價值工程，2011.19: 114。（3）陳媛、周曉光，食用油脂的衛生及其對人體健康的影響，武漢食品工業學院學報，1997。

[2] 吳鵬，衛生部征地溝油檢測方法（EB/OL），騰訊新聞，2011-10-13。

[3] 佚名，記者動手3天便煉成地溝油（EB/OL），時代快報，2011-09-28。

「五秒規則」，真的假的？

◎綿羊c

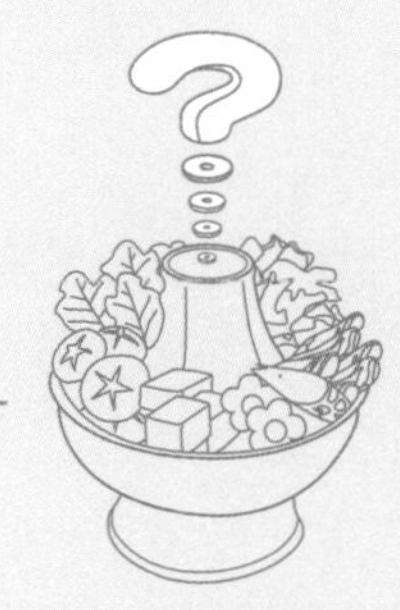

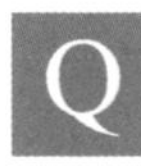

你是不是也曾經將掉落的食物迅速撿起，吹一吹就吃下去了呢？因為覺得掉落的時間不長，看上去也不髒，所以繼續吃沒關係。甚至還有人對「迅速」做出精確的量化，得到所謂的「五秒規則」——食物掉在地上後，如果五秒內被撿起來就還可以食用。

世界上真有對食物落地後停留時間的研究，例如對「五秒規則」進行統計整理的芝加哥高中女生吉蓮·克拉克*，還因此獲得了2004年的「搞笑諾貝爾獎」。此後，這個五秒規則衍生出不同的版本。在美劇《追愛總動員》中，巴尼和羅賓就對莉莉提到過它的變種之一「十秒規則」。前不久，《每日郵報》也對這個規則提出了一些新的「見解」。報導指出，英國曼徹斯特都市大學的研究人員受生活用品品牌「微力達」所託，用實驗驗證「三秒規則」。他們使用了五種食物，分別與地面接觸三秒、五秒和十秒，並分別檢測食物撿起後是否有細菌在上面繁殖。實驗結果顯示，抹果醬的麵包和火腿「表現良好」，相同接觸時間下繁殖的細菌較其他食物更少，實驗人員認為這是因為高糖分和高鹽的環境不適合微生物生長[1]。因此文章認為「三秒規則」或者「五秒規則」對高糖高鹽的食物似乎是適用的。

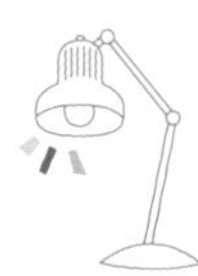

* 吉蓮·克拉克是在參加伊利諾斯大學高中生科學營時開展的「五秒規則」研究。她的調查發現，「五秒規則」深入人心，有70%的女性和56%的男性都很熟悉「五秒規則」，並在食物掉到地上時用這一規則判斷食物是否還可以食用；女性比男性更傾向於把掉在地上的食物撿起來吃掉；相比椰菜花，小熊軟糖和餅乾從地上被撿起來吃掉的概率更高……她憑藉這一研究獲得了2004年「搞笑諾貝爾獎」公共衛生獎，並出席了歡樂無邊的頒獎典禮。

高糖高鹽能帶來低風險嗎？

不過，《每日郵報》的這篇報導其實存在一些問題。首先，報導中的研究並沒有發表論文。這使得我們僅僅能通過這篇報導來瞭解研究做了些什麼、結論是什麼，可能存在偏差。另一方面，由於缺乏科學界同仁的審核，結論的準確性難以得到保證，因此有理由對實驗的嚴謹性和可信性保持懷疑。

其次，根據現有的資訊，這項研究可能存在偏差。高糖分或高鹽分的環境確實不適合微生物生長，但人們撿起掉落的食物之後都會立刻吃掉，通常不會給細菌足夠的時間去「繁殖」，因此是否適宜細菌「繁殖」並不重要，重要的是掉落的那一刻食物會「沾上」並緊接著被人吃下去多少細菌。而這一點和掉落地點的清潔程度有很大關係。

《每日郵報》在文章最後提及，「三秒規則」只在家中適用，並不建議在公共場所也同等對待。這其實是在強調掉落地點清潔程度的重要性。但是病菌的存在與否是沒有辦法用肉眼判斷的，即便是在比較乾淨的家裡也可能存在風險。而在這篇文章傳播的時候，這個環境因素的影響被完全忽視了，被強調的只是「三秒」、「高糖高鹽食物」。

三秒、五秒和十秒，統統不重要

其實早在2006年初，克萊姆森大學從事食品科學研究的道森教授（P. Dawson）就針對「五秒規則」做過一系列實驗，並把實驗結果發表在學術期刊《應用生物學雜誌》上。[2]

道森和同事們先讓含沙門氏菌的培養液均勻覆蓋在瓷磚上，並在室溫條件下培養，以觀察細菌數量隨著培養時間的變化。實驗結果表明，細菌們非常頑強。在乾燥環境下，24小時以後瓷磚每平方公分的細菌數量可以達到上千個，672小時即28天以後，每平方公分瓷磚上仍有幾十到幾百個細菌不等，而這個數量的細菌已足夠從瓷磚表面轉移到食物上。

接著，他們用香腸片分別與表面培養了一段時間沙門氏菌的木頭、瓷磚和地毯接觸5秒、30秒或60秒，並用麵包片和培養著沙門氏菌的瓷磚重複了同樣的實驗，以觀察不同的食物類型、不同的地板類型、不同的細菌培養時間以及不同的接觸時間分別對細菌轉移量有何影響。

實驗結果顯示，當食物接觸剛剛被細菌污染的木頭或瓷磚時，細菌轉移率（即食物上沾到的細菌數與食物和地板上所有細菌數的比值）可達到50~70%，隨著細菌在地板上的生長時間增長到24小時，轉移率會慢慢下降到10~30%。即便如此，轉移到食物上的細菌數量還有每平方公分幾百到上千個。香腸和麵包這兩種不同的食物之間，在細菌轉移量上並沒有明顯區別。值得注意的是，相較木頭與瓷磚，從地毯到食物的細菌轉移率要低得多，只有不到1%。不過可不要誤以為地毯更安全衛生、是「五秒規則」的好夥伴，實際上由於地毯的環境更適合細菌生長，即便細菌轉移率如此之低，轉移過去的絕對數量還是跟木頭和瓷磚相差無幾。並且，地毯保持細菌活性的能力很持久，相同培養條件下，24小時以後地毯上的細菌量能達到木頭和瓷磚的10~100倍。

實驗同時還顯示，轉移的細菌數量與食物和地板的接觸時間沒有關係， 秒接觸帶來的細菌和10秒、60秒幾乎一樣多，細菌的轉移是立即發生的。

經過這一系列實驗，道森和同事得到結論：在細菌從地板向食物轉移的過程中，細菌在地板上的生長時間對細菌數量和轉移量起著重要的作用，而食物的類型以及食物和地板接觸的時間的影響並不大。看來不管三秒、五秒還是十秒，我們都快不過細菌。

A

謠言部分證實。

從地板到食物的細菌轉移是立即發生的，快速撿起食物並不能避免細菌污染。吃了這樣的食物是否會生病，和食物上沾到的細菌是否有致病菌以及病菌數量有關，但這些都不是靠肉眼和迅速撿起就可以控制的，謹慎的做法還是不要吃，「五秒規則」並不可信。

參考資料

[1] Daily Mail: Do YOU believe in the three second rule? Scientists reveal whether food dropped on the floor is safe to eat (if it's picked up quickly enough).

[2] Dawson, P., et al. Residence time and food contact time effects on transfer of Salmonella Typhimurium from tile, wood and carpet: testing the five-second rule. J Appl Microbiol, 2007.

水果，早上吃才好嗎？

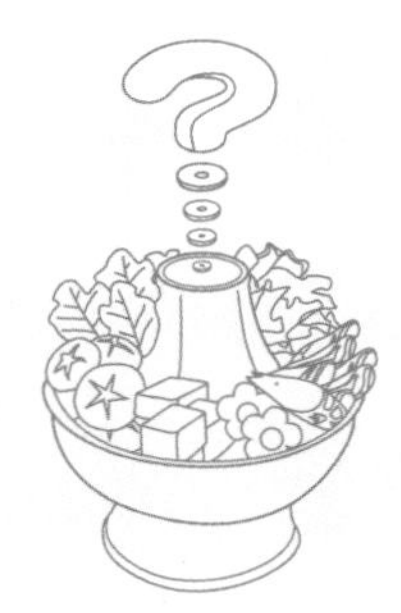

◎阮光鋒

Q

上午的水果是金，中午到下午三點是銀，三點到六點是銅，六點之後的則是鉛。

從檢索的結果來看，這個說法應該來源國外的古諺語，原文是「Fruit is gold in the morning, silver at noon, and lead at night」。早在1893年出版的菲力浦・馬斯克特（Philip E. Muskett）所著的《澳大利亞的生活藝術》中就有這樣記載[1]。有意思的是，英文中表達「過猶不及」這個意思的諺語，其字面意思與這條流言極其相似，只是主角換成了黃油，原話是「Butter is gold in the morning, silver at noon, and lead at night」[2]。雖然不確定國外的朋友是不是照字面意思來理解這條諺語，不過從營養角度來看，它是沒有多少科學道理的。

「金銀銅時間」從何而來？

有觀點認為「金銀銅」之說的道理在於早上吃水果最易吸收，而晚上吃水果的吸收最差。這個解釋過於想當然了。事實上，人體的消化吸收能力和進食時段並沒有多大關係。消化吸收的能力主要與消化液的分泌狀況和胃腸蠕動的能力有關。進食以後，健康人的消化系統都會分泌消化液、增強蠕動來促進消化吸收，這些與什麼時候吃並沒有直接聯繫，而與年齡有一定關係，通常老年人的消化液分泌會減少、消化功能會減退。也就是說，不管早上還是晚上，消化系統對水果的吸收其實沒有區別。試想，你晚餐不吃水果，還是要吃其他東西的呀？而且水果是很好消化的食物，因為水果中含量最多是水分和碳水化合物，碳水化合物是三大供能營養素中消化最快、最容易被人體吸收的營養素，三大供能物質是指碳水化合物、蛋白質和脂肪。

另外，在一些飲食建議裡會有「早上吃水果」的說法，出發點往往是因為大多數居民的早餐營養構成過於單一，通常只有主食和肉蛋奶類，水果蔬菜的比重太小。如果配上一些水果，可以提供維生素和膳食纖維，更有利於營養均衡。從這個方面來看，提倡早上吃水果，對於豐富民眾早餐、提高早餐品質是有好處的，但這並不等於水果晚上吃就不好。更不用說，新鮮水果對健康有很多益處。

要健康就多吃，不論何時

水果中含有豐富的多酚、類黃酮等抗氧化物質，還是維生素C的重要來源。現在，已經有大量的研究證據證明，多吃水果對人體健康是有好處的。哈佛大學曾對11萬人進行了長達14年的膳食跟蹤調查，發現那些每天吃水果較多的人，心血管疾病的發生率明顯低於吃水果少的人[3]。同時，多吃水果也有利於降低中風的患病率[4]。日常膳食中若有豐富的水果，還可以較好地減低高血壓的患病率[5]。水果中還含有豐富的葉黃素和玉米黃素，對於預防老年性黃斑有十分重要的意義[6]。多吃水果還可以降低癌症的發生率和死亡率[7]，對於預防糖尿病[8]、肥胖[9]都有積極作用。

水果對我們的健康有如此多的好處，世界各國的營養建議都推薦要多吃水果。最新的美國膳食指南推薦成年男性每天吃水果2杯*，而成年女性每天吃水果1.5杯 [10]。但實際情況是世界各國居民的水果消費量還比較低，遠沒有達到推薦的食用量。因此，

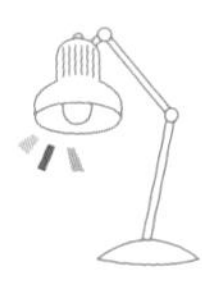

* 杯（cup）是一個在歐美國家很常見的非正式計量單位。因為非正式，所以並沒有統一的國際標準，最小的大約是200毫升，最大的可以到284毫升。英聯邦國家的一杯是250毫升，美國的一杯習慣上是半個品脫，也就是237毫升，但是用到食品標識上的法律定義是240毫升，日本的一杯是200毫升。

我們現在面臨的問題更多是水果吃得不夠，而不是吃水果的時間不對。

哈佛大學公共衛生學院的健康餐盤就建議一日三餐最好都要吃一些水果，而且最好餐盤裡面有一半是水果和蔬菜——注意，這裡可並沒有強調只有早餐吃水果，而晚餐就不能吃吧。同時，為了提高大家的水果食用量，也建議我們平時將水果放在外面你容易看見的地方，這樣你會更想吃[11]。

需要提醒的是，這裡講的多吃水果是建立在總能量不變的基礎上，用水果替代部分其他食物。也就是說每天的總能量攝入要保持不變，多吃水果的同時要適量減少其他食物，如肉類、澱粉類主食、脂肪等食物。如果其他食物沒有減少，而只是增加水果的量，會導致攝入的總能量過高，增加肥胖的風險，對健康是不利的。

A

謠言粉碎。

對於健康的人來說，吃水果並沒有什麼時間上的限制。在食物總能量不超標的基礎上，只要你的胃感覺舒服、沒有不適，想吃水果就吃吧，早上、中午或者晚上，都可以。

參|考|資|料

[1] Philip E. Muskett, The Art of Living in Australia.

[2] 維基百科：英語諺語集。

[3] Hung HC, Joshipura KJ, Jiang R, et al. Fruit and vegetable intake and risk of major chronic disease. J Natl Cancer Inst, 2004.

[4] Feng J He, Caryl A Nowson, Graham A MacGregor. Fruit and vegetable consumption and stroke: meta-analysis of cohort studies. Lancet, 2006.

[5] Appel LJ, Moore TJ, Obarzanek E, et al. A clinical trial of the effects of dietary patterns on blood pressure. DASH Collaborative Research Group. N Engl J Med, 1997.

[6] Sommerburg O, Keunen JE, Bird AC, van Kuijk FJ. Fruits and vegetables that are sources for lutein and zeaxanthin: the macular pigment in human eyes. Br J Ophthalmol, 1998.

[7] World Cancer Research Fund, American Institute for Cancer Research. Food, Nutrition, Physical Activity, and the Prevention of Cancer: A Global Perspective. Washington DC: AICR. 2007.

[8] LA Bazzano, TY Li, KJ Joshipura, et al. Intake of fruit, vegetables, and fruit juices and risk of diabetes in women. Diabetes Care, 2008.

[9] Leonard H. Epstein, Constance C. Gordy, et al. Increasing Fruit and Vegetable Intake and Decreasing Fat and Sugar Intake in Families at Risk for Childhood Obesity. OBESITY RESEARCH, Vol.9 No.3 March 2001.

[10] 2010 Dietary Guidelines for Americans. Center for Nutrition Policy and Promotion, U.S. Department of Agriculture.

[11] The Nutrition Source. Vegetables and Fruits: Get Plenty Every Day.

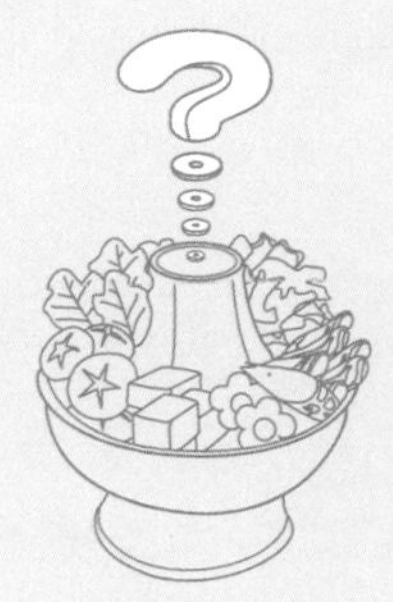

生食更健康？

◎阮光鋒

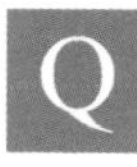

隨著西餐、日韓料理在台灣越來越流行，許多人都嘗試並逐漸接受生食。生魚片、生蔬菜沙拉到處可見，甚至生拌牛肉、生蠔也有人願意嘗試。熱愛生食的人會在自己家中做生食，他們認為「生食是純天然的飲食方式，不用加熱，所以完全不破壞營養素」。

雖然對有些食材來說，生吃的口感確實更好，但是隨之帶來的難消化、易感染等風險是否能夠補償那點舌尖上的快感呢？

肉類生食風險更高、消化率更低

生肉類和海鮮在生產、儲藏、加工及運輸過程中都有被微生物污染的風險。常見細菌污染有生雞蛋上的沙門氏菌，生牛肉中的O157：H7型大腸桿菌，生蠔中的創傷弧菌等。冷凍、辣醬、芥末、煙熏、酒精等都無法完全殺死有害細菌，只有充分加熱才可以。而寄生蟲問題在生魚片上更常見。中國常見吃河魚生魚片感染肝吸蟲的案例，而即使是海魚做的生魚片，也不像你想像的那麼安全。

也許你會說，我知道生吃肉有風險，可蛋白質加熱會變性，吃不變性的蛋白質是否會消化吸收得更好呢？這個疑慮大可不必有。其實，蛋白質變性不等於降低了消化吸收率。適當的熱處理會使蛋白質的結構發生伸展，暴露出一些被掩埋的氨基酸殘基，有利於我們體內的蛋白酶的催化水解，甚至能促進蛋白質的消化吸收。當然，食物被煮得過熟時，有時會因為破壞了氨基酸結構而使利用率下降了，使得消化率降低。所以我們也不提倡過度烹飪。

過度烹飪是什麼概念呢？用體外消化來模擬人胃的消化、用消化酶為胃液素來研究食物的消化率時發現：對於牛肉來說，烹飪時長更重要，100℃烹調五分鐘和270℃烹調一分鐘時，牛肉的消化率都最高，但100℃烹調15分鐘甚至更久的牛肉，消化率就變小了，所以燉到軟爛的牛肉不一定消化率更高。對於豬肉來說，烹飪溫度更重要，70℃烹飪時消化率開始逐漸增加；當烹飪溫度超過100℃時，蛋白質會逐漸發生一些氧化反應，受此影響，消化速度開始減慢，但是豬肉的整體消化率還是在增大；超過140℃後，豬肉的蛋白質消化率逐漸減小。

雖然體外消化模型並不能完全代表人體消化系統，但是它還是能很好地反映食物的消化特性，同時，也提示我們適當的烹調處理是有利於提高食物消化率的。除了肉類，對豆類及穀物的體外消化研究發現，適當的烹調處理也可以提高澱粉的體外消化率。

加熱會讓蔬菜中營養全失嗎？

蔬菜的烹調加熱的確會造成一些營養素損失，例如維生素B群和維生素C等。不同烹調處理，損失比例會有所不同。但是，這些損失可以通過增加食用量來彌補，通常烹飪能讓人比生食吃下更多的蔬菜。因為生蔬菜植物細胞壁比較硬，會增加消化負擔。另外，十字花科蔬菜青花菜、白菜花、蘿蔔等未烹飪時含有硫化物的氣味，也很難多吃。

同時，適當的烹調也可以增強我們對一些營養物質的吸收。有研究將番茄在88℃溫度下煮30分鐘後測定，發現有一種番茄紅素——順式番茄紅素的含量增加了35%，原因主要是因為適當的加熱能破壞植物細胞壁，加速番茄紅素溶出，幫助人體更好地吸收。

曾有一項對198名德國男性進行的調查，受調查者平時吃東西時95%以上都是生吃。研究者測定了他們體內番茄紅素的含量，結果發現，這些人體內番茄紅素偏少，超過80%的受試者低於平均水準。番茄紅素是一種類胡蘿蔔素，有非常好的抗氧化作用。近年，有很多研究都證實，番茄紅素有助於減少癌症和心臟病的發生。哈佛大學研究人員表示，番茄紅素可能是一種比維生素更有前景的抗氧化劑。

不僅番茄，胡蘿蔔、菠菜、蘑菇、蘆筍、捲心菜、辣椒等很多蔬菜經恰當烹調後都會產生更多的抗氧化物質，如類胡蘿蔔素和阿魏酸等。研究不同烹調方法對蔬菜營養的影響會發現，水煮和蒸這兩種烹調方法比油炸能更好地保存蔬菜中的抗氧化物質類胡蘿蔔素，其中胡蘿蔔、櫛瓜和青花菜這三種蔬菜中類胡蘿蔔素含量最高。

所以加熱蔬菜儘管損失了一部分維生素，但也增加了另一部分營養素的吸收率。同時，烹調加工有利於除去部分農藥殘留，是一種降低攝入農藥殘留的好辦法。

生食注意事項

儘管生食有更高的風險，也不一定讓我們能更好地消化吸收其中的營養成分，但是隨著生食越來越流行，在偶爾嘗試時，也需要知道如何明智地生食。

1. 生食時要特別注意衛生條件。因為沒有加熱殺死細菌和寄生蟲的過程，建議選擇專門為生食屠宰檢疫的肉類，購買專門為生食種植的蔬菜。加工過程中注意消毒相關器皿和工具。

2. 苦杏仁、竹筍及其製品、木薯及木薯製品等食用植物中含有氰甙，不宜生吃。香港食品安全中心對常見食用植物檢測發現，苦杏仁（北杏）、竹筍、木薯及亞麻籽樣本的氰化物含量範圍為每千克9.3~330毫克。氰甙本身是無毒的，但當植物細胞結構被破壞時，含氰甙植物內的β-葡萄糖苷酶可水解氰甙生成有毒的氫氰酸（氰化物）。氫氰酸可引起人類的急性中毒，嚴重者可導致死亡。所以，這類食物是絕對不能生吃的。

3. 很多豆類蔬菜含有凝集素，不宜生吃。這種植物凝集素是一種能夠使紅血球細胞凝集的蛋白質。生吃含有凝集素的豆類食物會引起噁心、嘔吐等症狀，重則可致命。不過，凝集素在加熱處理時均可以被破壞，所以，四季豆、扁豆、豆角都不可以生吃。但是豌豆中不含有這種紅細胞凝集素，可以生吃。在不能分辨的情況下，避免生吃豆類。常見豆類蔬菜中適合生吃的有豌豆以及其變種荷蘭豆和甜豆。

4. 生食海產品要注意適量，因為可能導致維生素B1缺乏。維生素B1（硫胺素）是B族維生素的一種，它在體內雖然很少，但是缺乏時容易患腳氣病。一些宰後的魚類和甲殼動物中存在一種能夠分解維生素B1的酶——維生素B1水解酶（又叫硫胺素酶）。過去，亞洲貴族嗜好生吃魚類和魚子醬，常造成維生素B1缺乏，嚴重的還會導致腳氣病的流行。

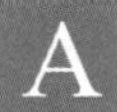

謠言粉碎。

生食並不比烹飪後食用更健康。適當的烹調可以提高食物的消化率，可殺死寄生蟲和有危害的微生物，可以消除很多天然有害物質，還能幫助減少一些農藥殘留。烹調加工的確會損失一些營養素，但也有一些營養素的含量是升高了的。

參|考|資|料

[1] Veronique Santé-Lhoutellier, Thierry Astruc, Penka Marinova, et al. Effect of Meat Cooking on Physicochemical State and in Vitro Digestibility of Myofibrillar Proteins. J. Agric. Food Chem, 2008.

[2] Marie-Laure Bax, Laurent Aubry, Claude Ferreira, et al. Cooking Temperature Is a Key Determinant of in Vitro Meat Protein Digestion Rate: Investigation of Underlying Mechanisms. J. Agric. Food Chem, 2012.

[3] C.-F. Chau and P. C.-K. Cheung. Effect of Various Processing Methods on Antinutrients and in Vitro Digestibility of Protein and Starch of Two Chinese Indigenous Legume Seeds. J. Agric. Food Chem, 1997.

[4] Laura Bravo, Perumal Siddhuraju, and Fulgencio Saura-Calixto. Effect of Various Processing Methods on the in Vitro Starch Digestibility and Resistant Starch Content of Indian Pulses. J. Agric. Food Chem, 1998.

[5] Veronica Dewanto, Xianzhong Wu, Kafui K. Adom, and Rui Hai Liu. Thermal Processing Enhances the Nutritional Value of Tomatoes by Increasing Total Antioxidant Activity. J. Agric. Food Chem, 2002.

[6] Ada L. Garcia, Corinna Koebnick, Peter C. Dagnelie, et al. Longterm strict raw food diet is associated with favourable plasma β carotene and low plasma lycopene concentrations in Germans. British Journal of Nutrition, 2008.

[7] Sushma Subramanian. Fact or Fiction: Raw veggies are healthier than cooked ones. Scientific American.

[8] Cristiana Miglio, Emma Chiavaro , Attilio Visconti, et al. Effects of Different Cooking Methods on Nutritional and Physicochemical Characteristics of Selected Vegetables. J. Agric. Food Chem, 2008.

[9] 鄧紹平等，香港食用植物中氰化物含量及加工過程對其含量的影響，中國食品衛生雜誌，2008。

[10] 氰化物，入口即死的「毒藥之王」？

[11] 闞健全，食品化學，中國農業大學出版社，2002。

胡蘿蔔一定要用很多油來炒嗎？

◎範志紅

胡蘿蔔需要用很多油來烹飪或者需要和肉一起燒，這樣才能讓人吸收當中的維生素A前體β-胡蘿蔔素，這個概念流傳甚廣，深入人心。

毫無疑問，羊肉燉胡蘿蔔、煸炒胡蘿蔔絲的美味口感，加深了人們「吃胡蘿蔔要用油」的印象。但是，想要最高效率地吸收β-胡蘿蔔素，一定要用很多油來幫忙嗎？

烹調對β-胡蘿蔔素的影響

沒有必要用大量油來烹飪胡蘿蔔的第一個原因，是加油高溫烹飪對於食物中β-胡蘿蔔素的損失較大。

相較於蒸煮處理，β-胡蘿蔔素在高溫烹調下的損失非常顯著。對胡蘿蔔先加油炒兩分鐘後再加水煮八分鐘，其中的β-胡蘿蔔素的保存率為75.0%，顯著低於川燙和汽蒸（保留率都在90%左右）的處理。含β-胡蘿蔔素的蔬菜經過油炒處理五到十分鐘後，β-胡蘿蔔素的保存率為81.6%，低於汽蒸處理，但高於加油燉煮[1]。

因為生蔬菜完整的細胞壁中有大量果膠，會在一定程度上降低β-胡蘿蔔素的生物利用率。烹調加熱有利於提高深色蔬菜中類胡蘿蔔素的生物利用率，研究人員給受試女性連續四周食用加熱處理後的菠菜與胡蘿蔔，與食用同量生鮮蔬菜相比，其血漿中β-胡蘿蔔素的含量水準上升值可至三倍左右[2]，但是高溫加速了β-胡蘿蔔素這種抗氧化劑的氧化速度。同時，當烹調中使用了大量油脂時，β-胡蘿蔔素也更容易從胡蘿蔔中滲出到油脂中，而這些溶有胡蘿蔔素的油脂可能附著在烹調器具和餐盤上而被損失。

小腸中脂肪來幫忙

β-胡蘿蔔素的確是需要油脂幫助吸收的。但要多少油才夠呢？少放油會不會影響β-胡蘿蔔素的吸收呢？如果只用油拌不用加熱，效果會一樣嗎？

一項在菲律賓兒童當中進行的研究，比較了兒童食用拌有不同量脂肪的煮熟的富含β-胡蘿蔔素的蔬菜（包括胡蘿蔔）的結果。這些孩子被分成三組，讓他們在一餐中攝入富含糊蘿蔔素的煮熟蔬菜，但其中油脂量很少，只有每餐2克、5克和10克脂肪（這是很沒油水的飯菜，相比之下，台灣民眾現在的每日平均用油量是83克之多，炒一個菜就用30克油的家庭比比皆是）。同時孩子們在飯後也會吃些含有脂肪的零食，每日脂肪總攝入量分別是21克、29克和45克，相當於一日能量攝入的12%、17%和24%。這個比例，相對於都市居民的每日脂肪總攝入量普遍超過了一日能量攝入的30%的水準，還是顯得太低[3]。研究者隨後對孩子們的血液做檢測時發現，無論是哪一組，血液中β-胡蘿蔔素和維生素A的含量都增加了，而且增加的幅度並無明顯差異。[4]

研究人員同時也發現，在攝入了一餐富含β-胡蘿蔔素的烹飪過的蔬菜後，一段時間內攝入其他含油脂的食物，也會促進食物中β-胡蘿蔔素的吸收。停留在腸道中的胡蘿蔔素可以等到腸腔內新的脂肪到來，然後與脂肪一起形成乳化微球，從而被吸收。

另一項在美國進行的研究，給受試者吃含有生胡蘿蔔碎的蔬菜沙拉，分別用含28克、6克、0克脂肪的沙拉醬來拌。結果發現，吃28克脂肪沙拉醬那一組的血液中當中，β-胡蘿蔔素的含量明顯比另一組高，而吃不含脂肪的沙拉醬那一組，β-胡蘿蔔素在血液中的增長很微弱。該研究也發現了和前面一個試驗類似的結果，β-胡蘿蔔素在血液中的濃度，在進食過蔬菜沙拉後的六個小時，伴隨著新的一餐（被試物件自己選擇），β-胡蘿蔔素在血液中的濃度迎來了第二個峰值。[5]

兩項研究合在一起來分析，可以說明吸收食物中的胡蘿蔔素是需要脂肪來幫忙的。適當的加熱處理有利於β-胡蘿蔔素從植物性原料的細胞中釋放出來。一些文獻中提到，如果蔬菜能夠煮熟，只需要3~5克脂肪就可以達到有效促進吸收的效果[6]。如果蔬菜沒有被烹調變軟，吸收胡蘿蔔素就需要更多脂肪來輔助。

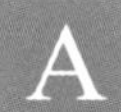

謠言粉碎。

想要很好地吸收β-胡蘿蔔素，烹調胡蘿蔔並不需要用大量油脂，只需少量油脂或者同餐中攝入油脂即可。一段時間內攝入的油脂都有助於β-胡蘿蔔素的吸收。當然，如果你喜愛把肉和胡蘿蔔同燒，也沒有壞處。另外，富含β-胡蘿蔔素的不只是胡蘿蔔，南瓜、紅薯和深綠色葉菜（空心菜、菠菜、青花菜等等）都是很好的β-胡蘿蔔素來源。雖然加油烹調不如蒸煮那樣有利於保存胡蘿蔔中的β-胡蘿蔔素，但胡蘿蔔和肉一起燒還是很好吃喔！

參 | 考 | 資 | 料

[1] 王強、韓雅珊，不同烹調方法對蔬菜中 β-胡蘿蔔素含量的影響，食品科學，1997。

[2] Rock C L, Lovalvo J L, Emenhiscr C, et al. Bioavailability of β–Carotene Is Lower in Raw than in Processed Carrots and Spinach in Women. The Journal of Nutrition, 1998.

[3] 王隴德主編，中國居民營養與健康狀況調查報告之一：2002綜合報告，人民衛生出版社，2005。

[4] Ribaya-Mercado JD, Maramag CC, Tengco LW, et al. Carotene-rich plant foods ingested with minimal dietary fat enhance the total-body vitamin: A pool size in Filipino schoolchildren as assessed by stableisotope-dilution methodology. American Journal of Clinical Nutrition, 2007.

[5] Roodenburg AJC, Leenen R, van het Hof KH, Weststrate JA, Tijberg LBM. Amount of fat in the diet affects bioavailability of lutein esters but not of alpha-carotene, beta-carotene, and vitamin E in humans. Am J Clin Nutr, 2000.

[6] Brown MJ, Ferruzzi MG, Nguyen MG, et al. Carotenoid bioavailability is higher from salads ingested with full-fatthan with fat-reduced salad dressings as measured with electrochemical detection.

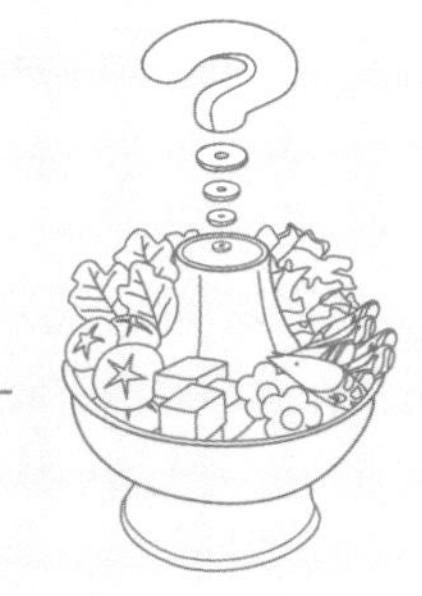

越吃越瘦的食物真的存在嗎？

◎阮光鋒

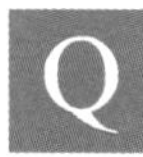

「負能量食物（negative calorie foods）是吃了不僅不會給人體增加能量儲備，反而會消耗能量、越吃越減肥的食物。」甚至某科學雜誌的網站上最新專題也在介紹「負能量食物」，有蘋果、芹菜、羽衣甘藍、番木瓜和生菜等25種食物。[1]

真正的負能量食物並不存在，網路上推薦的大多是一些能量低、富含膳食纖維的植物性食物，至於打著「負能量」的旗號大肆宣傳的減肥產品就更不可取了。

究竟什麼是「負能量食物」？

「負能量食物」的概念大約在十幾年前就已出現，它並不是指所含能量小於零的食物，而是指消化時所需能量大於其本身能提供能量的食物。

食物的基本功能之一就是為人們提供日常活動所需的能量。但人們在進食過程中也要消耗一些能量，如咀嚼、吞咽、消化吸收等。如果消化某種食物所消耗的能量大於食物所提供的能量，例如100克某種食物提供80千卡能量，消化這種食物卻需要100千卡能量，那麼，該食物所產生的能量效應就是-20千卡，這就是「負能量食物」的理論基礎。這個理論看上去無懈可擊，邊吃邊減肥的確是吸引人。不過，真的存在「負能量食物」嗎？

食物消化需要消耗多少能量？

我們的一舉一動，大到跑步、游泳，小到站立、眨眼都是要消耗能量的，吃飯也不例外。食物中提供能量的三大營養素，即蛋白質、碳水化合物和脂肪，都是以大分子形式存在，人體並不能直接吸收利用，必須分解成小分子才能消化吸收。

例如吃一個漢堡，要先用牙齒咀嚼成較小的形狀進入食道，進而進入消化系統，在消化系統裡會有各種酶將這些細小的食物顆粒進一步分解成更小的分子，如，將澱粉分解成單糖、將甘油三酯分解成甘油一酯和脂肪酸、將蛋白質分解成氨基酸等，然後再完成消化吸收等過程。這些過程所引起的額外能量消耗就是食物熱效應（thermic effect of food，TEF），又稱食物的特殊動力作用（special dynamic action，SDA），或者膳食生熱作用（diet induced thermogenesis，DIT）[2]。細心的人會發現，吃完飯後會有發熱的感覺，這就是食物熱效應的外在表現：食物熱效應通常表現為人體散熱的增加，一般在人們進食一個小時候左右產生，大約三個小時後達到最高峰。[3]

根據「負能量食物」的定義，要判定一種食物是不是負能量食物，就要看它的食物熱效應究竟有多大，會不會大於它本身所能提供的能量？但檢索後會發現，幾乎沒有任何關於「負能量食物」的學術文章，「負能量食物」的說法更多的只是出現在網路論壇、商業網站或者博客上，只有一本正式出版的書提到過「負能量食物」[4]，但該書的觀點也受到很多質疑和批評。不同的食物成分，食物熱效應也有一些差異。在三大供能物質中，蛋白質的食物熱效應最大，相當於其本身能量的30%，碳水化合物的食物熱效應為5~6%，脂肪的食物熱效應最低，為4~5%；對於一般混合食物來說，食物熱效應大約占食物所含能量的10%[5]，也就是說，每吃2,000千卡能量食物，大約需要消耗200千卡能量來消化食物。所以，食物的熱效應一般在10%左右，最多也不過30%，所以說「負能量食物」並不存在。至少，目前還沒有發現。

食物究竟有多少能量？

雖說食物熱效應並不會大於其自身所含的能量，但是，食物究竟有多少能量，營養學家們還是有一些爭論。評估食物究竟有多少卡路里能量的方法最早由威爾伯·阿特沃特（Wilbur Atwater）創立於19世紀至20世紀。這是一種簡易的評價方法，它將1克蛋白質的能量視為4千卡，1克脂肪視為9千卡，而1克碳水化合物視為4千卡，後人又在他的基礎上做了修改，補充了1克膳食纖維等於2千卡。長期以來，營養學家們都是根據這個方法來計算食物能量的。

2013年，《科學》雜誌發文提醒我們，現在的計算食物能量的方法可能並不準確[6]。在這篇文章中，哈佛大學的研究人員認為，食物的能量值並不全是簡單的數字相加，目前評估食物能量值的方法可能存在錯誤。因為，有些因素會影響食物對人體實際產生的能量影響。如食物的加工方式會改變食物消化所消耗的能量，導致我們吃進去食物對人們產生的能量效果是不一樣的。以富含抗性澱粉的穀物顆粒，如大麥或大豆為例，這類食物需要很長的時間消化，但是，如果將同樣顆粒的穀物碾碎成粉末或者加工成早餐穀物或即食麥片，就會變得更容易消化，很容易吃多，所產生的能量效果也不一樣，進而可能增加肥胖的風險。

這提醒我們，食物消化代謝的差異跟肥胖存在相關性[7]。有些食物經過加工後變得更容易消化吸收，所含能量又高，吃起來也很快，如果不小心多吃了，肥胖的風險會比較大，例如白麵包、香酥餅乾、蛋糕之類，這類食物儘量要少吃；有些食物本身能量低，需要更多的咀嚼，又不是很容易消化吸收，即使多吃一點，長胖的風險也比較小，例如芹菜、蘋果之類，但並不等於說消耗這些食物所需能量大於它們所能提供的能量，也不可能靠吃這些食物來達到消耗能量的目的。

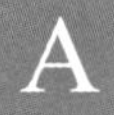

謠言粉碎。

從目前的研究證據來看，並不存在「負能量食物」，那些打著「負能量食物」的減肥產品大多是在炒作概念。想要減肥，還是得從控制能量攝入、增加能量消耗做起。

參考資料

[1] Science Illustrated. 2 Negative Calorie Foods.

[2] Gianni Tomassi, Nicolò Merendino. Diet-Induced Thermogenesis. Cachexia and Wasting: A Modern Approach. 2006.

[3] M.D. McCue. Specific dynamic action: A century of investigation. Comparative Biochemistry and Physiology, Part A, 144(2006): 381-394.

[4] Neal D. Barnard. Foods that Cause You to Lose Weight: the Negative Calorie Effect. Harper, 1999.

[5] 範志紅編，食物營養與配餐，中國農業大學出版社，2010。

[6] Ann Gibbons. Have We Been Miscounting Calories? Science, 2013.（中文版：食品與營養資訊交流中心，計算食物能量的方法錯了嗎？）

[7] Lilian de Jonge, George A. Bray. The Thermic Effect of Food and Obesity: A Critical Review. Obes Res, 1997.

雪碧真的能解酒嗎？

◎S. 西爾維希耶

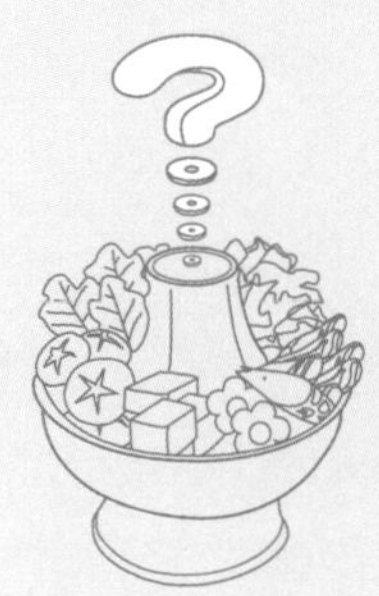

Q

有研究顯示，雪碧有助於緩解宿醉。

以上流言很容易由「雪碧」和「宿醉」作為組合關鍵字檢索出，如果你試試把「雪碧」和「胃穿孔」作為關鍵字Google一下，那麼你也會得到超過20,000條的結果，而這些內容，均指向一名33歲的男性為瞭解酒喝雪碧，最後不幸胃部穿孔的新聞。[1]

讓我們回到這一傳聞的源頭，看看來自廣州中山大學李華斌教授團隊的這篇文章。[2]

追本溯源

李華斌教授的文章發表在《食品與功能》期刊上。該期刊由英國皇家化學會主辦，創刊於2010年。2011年被美國科學引文索引（Science Citation Index，SCI）及美國全科醫學文獻光碟資料庫（MEDLARS Online，MEDLINE）收錄。該期刊目前影響因數為2.694，主要刊載內容包括：食品物理結構與特性、食品成分化學、生物化學與生理功能、食品營養與健康。

文章中，李華斌教授團隊在研究中使用了在人體酒精代謝途徑中十分關鍵的兩種酶：乙醇脫氫酶（ADH）和乙醛脫氫酶（ALDH）。團隊在設計體外實驗測量這兩種酶活性的同時，在反應體系中加入不同的常見飲料，測定這些飲料對於這兩種酶活性的影響。最終文章的資料顯示，在反應體系中加入雪碧能夠顯著提高這兩種酶的活性，進而推測雪碧可能具有緩解宿醉的效果。

即使忽略這篇文章中對飲料名稱那稱不上嚴謹的奇怪翻譯（可口可樂翻譯成了ke kou ke le，雪碧則是xue bi），以及讓人不知道出於哪個公司之手的飲料（酸梅湯翻譯成了suan mei tang，癍痧為ban sha，火麻仁為huo ma ren），還有其他一些錯別字，這篇文章所得出的結論，依然離證明「雪碧能夠解宿醉」命題有很長一段距離。

對於這一點，李教授作為文章的通訊作者，認識得非常透徹[3]。在接受果殼網採訪時，李教授也強調：「這只是一個初步的研究結果。具體起作用的成分及機理需要進一步的研究。」因此，雪碧是否能夠解酒還不是一個能夠下定論的事情。

李教授對果殼網說：「我們的研究結果只是提示，雪碧和蘇打水可能具有解酒效果，茶類／涼茶類飲料在體外研究中會削弱ALDH的酶活性，但均需要進一步動物和人體實驗證實。」

在生物學研究中，「體外」（in vitro）和「體內」（in vivo）是差異巨大的概念。體外實驗與體內實驗的結果可能相去甚遠。人體內的酒精代謝主要在肝臟進行，我們喝下去的飲料在代謝過程中會對肝部造成怎樣的影響，是非常難以預測的事情。

借鑒

那麼，究竟是否可以通過實驗的方法預測不同因素對宿醉的作用？來自韓國和美國的研究團隊分別用不同的實驗方法，給出了肯定的答案。

研究人員希望能夠通過實驗探究韓國梨汁（Korean pear juice）對於宿醉的緩解作用[4]。最終有14名受試者參與了這一實驗。在接受實驗之前，研究人員通過問卷調查的方式來詢問受試者的「酒量」，並根據這一資料設計接下來的實驗。受試者被分成對照組和實驗組，實驗組的受試者服用的是韓國梨汁，而對照組服用的則是加入了人工梨味香精的飲料。30分鐘後，兩組受試者服用能夠引起「宿醉」的燒酒（soju）。在這之後的0、0.25、0.5、1、2、4、6、15小時分別對其血液和尿液中不同物質的濃度進行測量。

受試者接受測量的指標包括血液中乙醇和乙醛的濃度，以及尿液中丙二醛（MDA）的濃度。MDA被視作酒精引起的氧化物壓力的生物標誌，這一產物的積累會造成神經系統的損傷。為了保證實驗的嚴謹性，研究人員還對參與者進行了線粒體乙醛脫氫酶ALDH2酶分型的測定。

實驗結果顯示，相對於對照組，服用韓國梨汁的受試者宿醉狀況能夠得到更為有效的緩解。在實際測量中，血液中乙醛和乙醇的濃度顯著低於對照組。然而服用這一飲料並未使得MDA的濃度有所下降。這也意味著韓國梨汁可能對於MDA的清除沒有作用。研究人員同時發現，對於乙醛脫氫酶的基因型為ALDH2*1/*1或ALDH2*1/*2的受試者，韓國梨汁可以更為顯著地降低他們血液中乙醛和乙醇的含量。

來自美國的研究團隊則旨在探究咖啡因是否會對啤酒引起的宿醉產生作用[5]。這一研究招募了數量更多的參與者，通過對被試者睡眠品質的調查，判斷咖啡因的加入是否會造成影響。在實驗中，受試者的平均入睡時間、睡眠時間、平均睡眠品質以及宿醉發生的概率都成為調查的對象。但遺憾的是，在一系列的調查中，咖啡因似乎僅僅在「睡眠品質」一項起到了作用。相對於對照組，更多飲用含有咖啡因啤酒的受試者在接受問卷調查時，彙報說自己的「睡眠品質」更好。

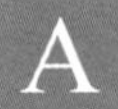

流言部分破解。

在藥物或飲品影響宿醉的相關研究中，目前似乎還沒有一個統一而標準的研究方法。但不管怎樣，體外活性的實驗都不能成為直接證據。李華斌教授的研究團隊取得了可喜進展，為後續研究提供了富有參考價值的資訊，但還需要更多的時間來驗證這一結論的可靠性。

科研人員也許比較清楚研究的實際意義，而媒體在對於科學結論的解讀常常會誇大。對於關乎健康問題，這種誇大可能會造成嚴重的、意想不到的後果。對於老百姓而言，不管解酒藥物發展到什麼地步，過量飲酒終歸是對身體有害的。與其事後喝藥治療忍受宿醉，不如量力而為，盡興就好——畢竟，身體健康才是本錢啊。

參|考|資|料

[1] 武葉，雪碧加酒喝出胃穿孔，解放日報，2013。

[2] Li S, Gan L, Li S, Zheng J, Xu D, Li HB. Effects of herbal infusions, tea and carbonated beverages on alcohol dehydrogenase and aldehyde dehydrogenase activity. Food & Function. 2013, online. DOI: 10.1039/C3FO60282F.

[3] 高遠，雪碧解酒最佳？僅僅是可能，南方都市報，2013。

[4] Lee HS, Isse T, Kawamoto T, Baik HW, Park JY, Yang M. Effect of Korean pear (Pyruspyrifolia cv. Shingo) juice on hangover severity following alcohol consumption. Food Chem Toxicol, 2013.

[5] Rohsenow DJ, Howland J, Alvarez L, Nelson K, Langlois B, Verster JC, Sherrard H, Arendt JT. Effects of caffeinated vs. non-caffeinated alcoholic beverage on next-day hangover incidence and severity, perceived sleep quality, and alertness. Addict Behav, 2013.

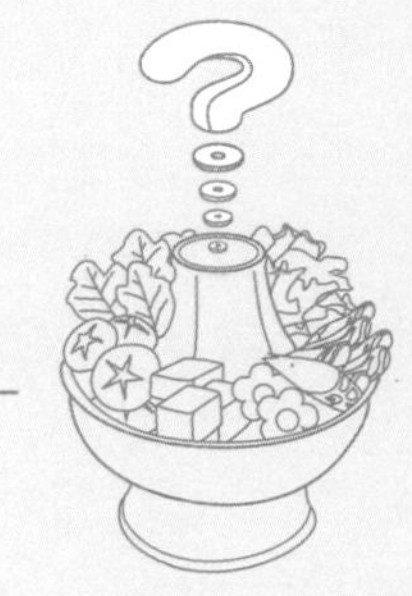

斑點脫落
就是假鵪鶉蛋嗎？

◎暗號

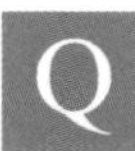

據《南方都市報》9月6日消息，「有一位民眾買了一盒鵪鶉蛋，回家清洗時竟然發現蛋殼上斑點可以洗掉，懷疑買到假蛋。記者實驗發現，用手指甲就可將斑紋基本刮完，蛋全部變成米白色。業者宣稱，這些都是假蛋，真鵪鶉蛋上的斑點和人的胎記一樣，是洗不掉的。」[1]

蛋殼會掉色嗎？這要從1944年說起，一位名叫斯蒂格達（Steggerda）的學者在擦拭一種「羅島紅母雞」的褐殼雞蛋時，發現蛋殼上的色素可以擦掉。

他擦得越賣力，脫落就越厲害，最後除了那些很光滑的雞蛋，他把它們都擦成了白殼兒。[2]

蛋殼斑紋本身就是「染色」

蛋殼的形成源於子宮內的碳酸鈣沉積，包被著卵清卵黃的內蛋殼膜上首先出現微小的鈣沉積小點，然後逐漸堆積成完整的蛋殼。除了常見的白色蛋殼，不同禽類的子宮上皮還能分泌卵
等色素，形成均勻的藍、綠、褐等蛋殼底色。而蛋殼表面的斑點則是輸卵管壁分泌的色素在碳酸鈣上的沉積。當蛋沿著輸卵管緩緩而下時，色素附著在蛋殼上形成斑點；如果蛋在輸卵管內旋轉，色素則會在蛋的表面拖動出條紋。

因此，斑紋「相當於人皮膚上的胎記，所以不可能洗掉」的比喻並不恰當。胎記是皮膚本身色素或血管異常的產物，與皮膚渾然一體；而這些斑點卻並非形成蛋殼時便存在，而是在之後才附著其上的。這種斑紋就好像給蛋披上了一層迷彩服，使其更好地隱藏在周圍環境中，以躲過天敵或竊食者的眼睛。有些鳥類喜歡把蛋下到其他鳥的巢裡「代孵」，它們甚至能夠模仿被侵佔者的蛋殼紋路[3]。也有英國學者認為構成斑紋的主要成分卟啉素有加固蛋殼的作用。[4]

蛋殼的顏色和斑紋除了受基因控制外，和母禽本身的生理狀況

也息息相關。例如飼料中起著色作用的物質含量高低、母體受到驚嚇產生「應激」、罹患疾病導致輸卵管著色功能受損、使用某種化學藥物干擾卟啉形成，都會影響蛋的底色和斑紋。如果蛋殼的斑紋容易洗掉，說明色素和碳酸鈣以及蛋外殼膜的附著不夠牢固。其原因可能是專家猜想的「蛋很新鮮」，也有可能是蛋用鵪鶉的飼料中缺少一些礦質元素或維生素。在媒體的跟進報導中，也有記者發現在其他地方購買的鵪鶉蛋經過同樣的處理一樣會掉色。[5]

仍未發現以假亂真的鵪鶉蛋

前些年有鬧得沸沸揚揚的「假雞蛋」事件，其實那種假雞蛋完全沒有達到以假亂真的程度，只要購買者多看兩眼，就肯定能看出它的斧鑿痕跡的。它的出現完全是為了騙取想以此致富之人的學習費，是個貽笑大方的騙局[5]。鵪鶉蛋造假的難度則更高，個頭小不說，還得在上面做出花紋。以前曾有報導說有顧客吃到做得像橡皮球一樣難吃的「假鵪鶉蛋」，後來被證明只是冷凍過久導致蛋清脫水、變性[6]。

那麼有沒有可能是用其他禽蛋染色做成的呢？要找蛋體型較小、底色為白色的蛋，具備這些條件的，數來數去就只有鴿子蛋了。而鴿子蛋的價格比鵪鶉蛋還要貴，反過來可是虧本。有新聞就報導過不法商人將鵪鶉蛋的斑紋用醋、香蕉水等洗劑清洗掉，冒充鴿子蛋賣[7]。用醋洗是為了將蛋殼洗得更白淨，這一次報導中購買者只是用清水就洗掉了鵪鶉蛋斑點。退一萬步說，有的地區鴿子蛋就是便宜，有人拿來噴灑上「麻子臉」當鵪鶉蛋賣，該怎麼分辨呢？很簡單，鴿子蛋煮熟後，蛋清晶瑩剔透，而鵪鶉蛋則呈現乳白色，就像是雞蛋的縮小版，還是很容易分清的。

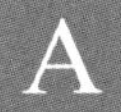

謠言粉碎。
鵪鶉蛋被洗白是擦掉了它表面的色素，並不能以此來判斷鵪鶉蛋的真假。「假雞蛋」傳聞早就被證實只是為了騙取消費者，還沒有能以假亂真的人造蛋。另外，洗過的蛋表面保護層會被破壞，要趕緊吃掉以防變質啊！

參|考|資|料

[1] 鵪鶉蛋「洗白白」，你敢吃嗎親？

[2] Steggerda M, Hollander W F. Observations on certain shell variations of hen's eggs. Poultry Sci., 1944, 23: 459-461.

[3] 王曉通、婁義洲，蛋殼的顏色和斑紋，中國家禽，2004。

[4] Why Are Birds' Eggs Speckled?

[5] 別處買來的蛋也掉色。

[6] 焦點訪談：假蛋真相。

[7] 鵪鶉蛋竟跟橡皮球一樣？原是冷凍時間過長導致。

[8] 香蕉水浸泡，鵪鶉蛋「變」鴿子蛋。

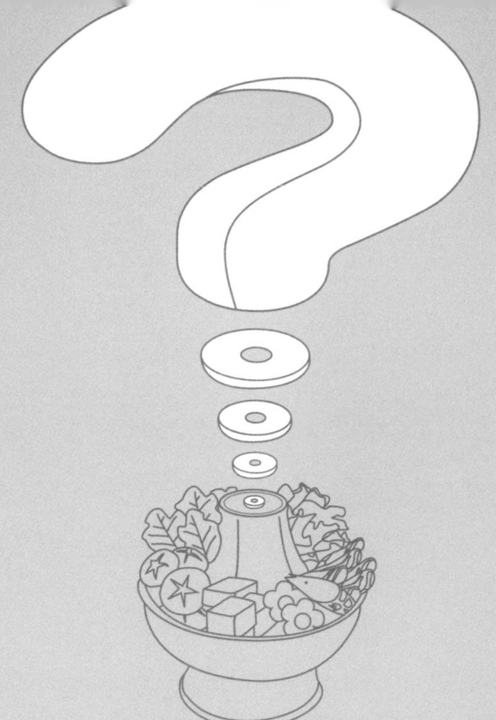

4

第四章 /

輕鬆看待工業化

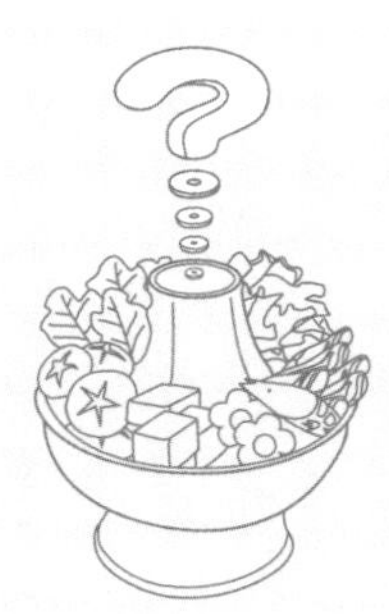

麥當勞虐雞門：剪喙是虐雞嗎？

◎暗號

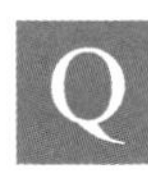

網上曾流傳過「麥當勞虐雞」的視頻和討論。從畫面中可以看到，美國一家為麥當勞供應雞產品的農場會用機器燒掉雞的嘴。不少人覺得，這種「殘忍」的做法是工作人員在虐待雞。

首先說明一下，本文僅針對「農場為何要給雞剪喙」進行分析，並不涉及「麥當勞虐雞視頻」中的其他諸多內容。據悉，麥當勞已經停止了與這家被曝光農場的合作。

對於不瞭解養殖作業的人，看到雛雞被燒剪喙部的視頻，很容易產生「員工是在虐待動物」的猜疑。其實，在絕大多數養殖場，對規模化養殖的商品肉雞、蛋雞普遍有著割剪喙部的處理，稱為「剪喙」（beak-trimming）。剪喙是現代養殖場中一種通行的管理手段，它的主要目的是為了防止雞互相啄咬，降低雞隻死亡和疾病傳染的風險。

天性使然，繳械為安

雞是一種兇猛的動物。古云，雞有「五德」，其中的「足搏距者，武也；敵在前敢鬥者，勇也」，就是在描述雞有勇武之性。雞和雞之間相互亂啄是家常便飯，它們經常不由自主地去啄夥伴的冠、羽毛和……肛門。無論是在什麼飼養環境下，啄鬥都會發生，成為習慣後就叫作「啄癖」。而在現代規模化養雞場內，雞群的密度比較大，行動不便，你擁我擠之下互相叼啄就會更加頻繁。當然，其他一些原因也會引起雞的啄癖，例如養殖場內光照太強，雞隻通風不好，體內缺乏含硫氨基酸或某些微量元素等。

雞群體在發育過程中還會通過捉對啄鬥建立一定的「啄序」，定下地位尊卑。如果人強行干擾這一序列的建立，例如移入移出雞，則雞群會為了建立新的序列而加劇啄鬥，甚至引發

「啄序紊亂」（pecking disorder），要洗牌重新選老大，那時又會是一場血雨腥風。

總之，雞互相啄鬥的行為是很難完全消除的。在雞群中，啄鬥輕則造成流血傷殘、傳染疾病，嚴重的甚至有雞隻被活活啄得肚穿腸流，慘不忍睹；蛋雞還可能因為對破蛋的腥味感興趣而去啄食完好的蛋，以至群雞爭食。如果能及早剪喙，將它的尖喙切短變鈍，就可以在最大程度上避免雞群內部因啄鬥帶來的傷害。另外，雞喙的鉤狀尖端在做出啄食動作時容易將飼料勾甩、潑撒出食槽，而它們在啄食飼料時也喜歡用喙尖將不愛吃的部分剔除，這就必然會引起飼料浪費和營養攝入不均衡，在採食粉狀飼料時尤為嚴重，這些也都可以通過剪喙來儘量避免。

規範操作，減小傷害

剪喙並非規模化養殖的原創。現在普遍使用的電熱式剪喙刀起源於1940年代的美國。操作時，將刀片加熱至櫻桃紅色，手握雛雞將它的喙按到刀片上，用滾燙的刀片燒掉它上喙的1/2，下喙的1/3，封閉其生長點，同時通過按壓燒烙起到止血、整形的作用。

可見，剪喙其實是件非常嚴謹的工作，剪喙不當會引起雞喙畸形，造成雞因採食困難而營養不良甚至死亡。準確、熟練的剪喙手法會使雞的喙部在日後生長得整齊圓潤，不再長出新的尖喙。剪喙的時機也很重要，一般要在小雞六到九日齡內進行，這時小雞初步適應了雞場的養殖環境，而喙又沒有完全硬化，正適合剪喙，對雞的影響也較小。

消費需求與動物福利間的權衡

與雞類似，一些商品豬在剛剛呱呱墜地之時也會被剪牙、斷尾，為的是防止它們日後互相撕咬耳朵、尾巴，或者傷害豬媽媽的乳頭。北魏《齊民要術》中也提到對仔豬進行「三日後掐尾」的操作。

當然，對於動物來說，剪喙、斷尾等操作都是一種較大的刺激，術後一段時間內要承受肉體痛苦和精神壓力；也存在一定的風險——如果剪喙後管理不仔細，可能會引起傷口不癒、感染，或因疼痛而無法採食，最終使雞患病或死亡。因此，是否應該剪喙、斷尾，是動物福利研究中的一個爭議很大的問題。

如今，進行這些操作的工具在逐漸進步，例如一些國家規定剪喙需用不流血的紅外線裝置，以減輕動物的皮肉之苦。此外，有條件的飼養場也在通過改善動物的生存環境來減少動物的互鬥，例如增加動物的自由活動範圍（如果給豬足夠的場地，並且懸掛鐵鍊、玩具球等福利器材，基本上可以杜絕它們相互撕咬的情形），或者乾脆採取放養的方式飼養。但這些措施必然會使肉、蛋產品的價格成倍增長，這顯然與當今人類越來越大的動物產品需求相違背。

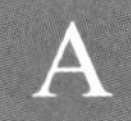

謠言粉碎。

規模化的剪喙是一種較常規的養殖措施，並不是故意虐待動物。如何既顧及動物福利又滿足人類的需要，目前的解決方案只能是儘量權衡。

參|考|資|料

[1] 王文建、楊莉，中國禽業發展大會暨中國畜牧業協會禽業分會第二屆會員代表大會論文集，2007。

[2] A. G. Fahey, R. M. Marchant-Forde and H. W. Cheng. Relationship Between Body Weight and Beak Characteristics in One-Day-Old White Leghorn Chicks: Its Implications for Beak Trimming. Poultry Science, 2007.

[3] 羅吉田、朱國法，父母代肉種雞生產與剪喙，浙江畜牧獸醫，2001。

[4] Heleen A. van de Weerd、劉向萍，鈍化技術：剪喙的替代方法，中國家禽，2006。

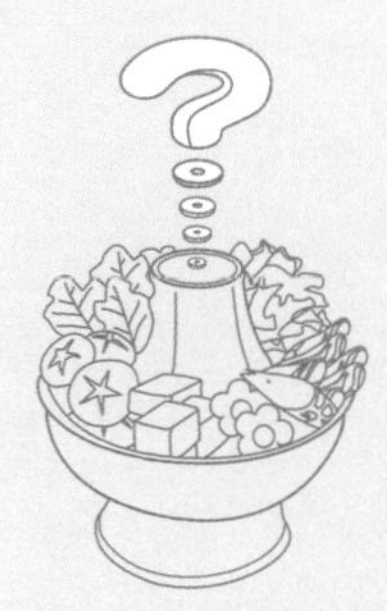

「假雞蛋」真是假的嗎？

◎暗號

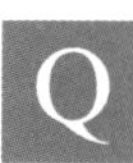

「假雞蛋」新聞在近幾年可謂層出不窮，但令人疑惑的是，綜觀這些報導總是沒法給假雞蛋勾勒出一個清晰統一的輪廓。這些事例中，雞蛋有變成橡膠狀的，有可以凍成冰的，有怎麼煮都不能成型的，有打開就發現蛋黃蛋清混在一起的，還有前文提到的花紋一洗就掉的鵪鶉蛋……大家都懷疑自己買到的這種非正常蛋就是假雞蛋。

儘管「手把手教你如何制作假雞蛋」的資料在網路上一堆，內容上也都是大同小異、如出一轍，但實際操作起來，網友卻發現困難重重。雞蛋雖小，結構卻非常精巧，特別是蛋殼這部分結構，網上流傳的方法在質地、外觀、模具接合處或是注射內容物處都會留下痕跡。要想做出以假亂真的雞蛋，還要保證成本低廉，讓偽造者有利可圖，並非易事。而新聞媒體的秘密調查則揭示，這些宣稱掌握「以假亂真」的製作技術的廣告，其實是為了騙取求學者的學費。[1]

那這些與真雞蛋差別甚遠的異常蛋又是怎麼回事呢？別說，它們還真的有可能是母雞「親自」生出來的。採用的飼料和養殖管理方式不同，產下的雞蛋就會有所差異，例如飼料鈣質不足會引起薄殼蛋、軟殼蛋；因受驚或發炎引起輸卵管變形，則會產生一些奇形怪狀的蛋。另外，如果雞蛋的運輸儲存不當，例如路途顛簸、溫度苛刻、放置過久等，都會導致其內部結構遭到破壞，生理生化特徵發生變化，產生一些「異形蛋」。

異形1：橡皮蛋

市面上出現假雞蛋，在諸多「假雞蛋」報導中，最常出現的就是質地像橡膠、彈性異常大的「橡皮蛋」。不過，這樣的奇異特性並不是它成為假雞蛋的明證。蛋雞飼料中含有過多的棉籽餅粕就可能造就這樣的異常雞蛋。

棉籽餅粕是棉籽榨油後剩下的固體殘渣，用壓榨法榨油得到的是棉籽餅，用浸提法得到的則是棉籽粕。棉籽餅粕的蛋白質含量很高，是畜牧業的飼料來源之一。但它的氨基酸配比並不均衡，同時又含有一些「抗營養因數」，只能作為對玉米、豆粕等常規飼料原料的補充。

如果棉籽餅粕飼養用量過高或者未經脫毒處理就使用，會使畜禽中毒。此外，其中的遊離棉酚、環丙烯脂肪酸等成分能與色素結合，使蛋清、蛋黃變色，並將蛋黃中的脂肪轉化為硬脂酸而使蛋黃呈橡膠狀，以前就有類似的案例和實驗[2][3]。甚至，測定它們的蛋白質、脂肪等營養物質含量，會出現符合國家標準的結果[4]，造假者是不會花費功夫用蛋白質、脂肪原料去模仿那些營養含量的。

另外，長期放置或者飼料中重金屬含量過高也有可能使雞蛋變成橡膠狀而不堪食用。

異形2：變形蛋

有些雞蛋從外表看上去比較「歪瓜劣棗」：它們可能呈現過圓、過長、過扁、過尖等奇形怪狀。這並不是做蛋殼的矽膠模具變形了，而有可能是輸卵管發生形變（例如應激收縮、發炎等）擠壓雞蛋所致。

異形3：蛋包蛋

還有的雞蛋會出現「蛋包蛋」現象，有兩層蛋殼。這是由於輸卵管出現逆向蠕動，讓剛形成的雞蛋又「回爐包裝」了一次。

異形4：無黃蛋

至於燒烤攤上出現的「無黃蛋」，母雞也有本事生出來——那是因為它的產卵構造誤將大塊蛋白當作蛋黃包裹了起來。這種蛋一般體型較小，因此更可能作為淘汰品流入不正規攤位。

異形5：蛋堅強

有些雞蛋蛋殼內膜厚而發白，容易剝離。蛋殼內膜是由糖蛋白及複雜多糖構成的纖維狀膜，在中藥中稱為「鳳凰衣」，久放就會失去生物活性，變得像紙一樣，煮過的蛋會更明顯。如果殼膜過厚，則有可能是膜形成後又退回上一步多「刷」了一層，與「雙殼蛋」原理類似。

異形6：蛋無界

正常的蛋黃外面包裹著一層蛋黃膜，它可以隔絕蛋白，維持蛋黃的球狀。雞蛋受到劇烈顛簸，或者放置過久，蛋黃膜就可能失去彈性、破裂，導致蛋白蛋黃混在一起，形成散黃蛋。另外，細菌侵入雞蛋，破壞蛋白質結構及膜結構，也會引起散黃。

異形7：貼殼蛋

雞蛋的一個神奇之處在於它的蛋黃總能保持在蛋白的中心而

不因重力的作用在蛋內上浮（蛋黃含大量脂肪以致密度較小）。這來自於輸卵管通過扭轉蛋黃，將它兩端的濃蛋白扭成了兩條繫帶而形成的固定作用。假雞蛋難以做出這種繫帶。但真雞蛋放久後，蛋白繫帶也會慢慢失效，造成蛋黃上浮貼殼。這可以作為雞蛋新鮮與否的參考指標。

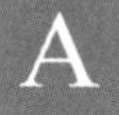

謠言粉碎。

總的來說，如果買到了異常的雞蛋，確實需要慎重食用，因為它們可能暗示著母雞的生理機能出現異常。但這種情況屬於廠家和銷售者的品質檢查不過關，要和涉及造假的假雞蛋區別開。

參|考|資|料

[1] 焦點訪談：假蛋真相。

[2] 黃偉坤、陳錫新，關於白殼鮮雞蛋蛋黃變色與棉酚含量的試驗報告，上海畜牧獸醫通訊，1984。

[3] 楊茹潔，可消化AA平衡的高棉粕飼糧對蛋雞的生產性能、健康狀況及蛋品質的影響，山西農業大學碩士論文，2003。

[4] 長沙問題雞蛋熟後蛋黃可當球拋，工商檢驗稱合。

「麻醉魚」是怎麼回事？

◎暗號

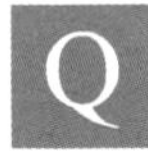

愛吃魚的朋友都知道，海魚的味道鮮美，但鮮活的海魚價格都比較高，但很多海魚會在運輸過程中死亡。商家為了提高海魚的存活率，使用一種補牙用的安撫、鎮痛藥「丁香油水門汀」，這引起了消費者的質疑。[1]

按照常理，魚越好動越暗示著它的新鮮，為什麼還要對它進行麻醉呢？而更讓消費者疑惑的是，被麻醉的魚還能吃嗎？會對人體產生危害嗎？

魚類麻醉：卡好睡

魚兒被打撈後，要進行長途運輸才能供應進廣大的市場。由於離開了自然水體放進狹小的水箱，又加上顛簸、稱重、銷售等折騰，它們會產生應激症狀，加速死亡。一些習性較為活潑的魚還會衝撞水箱、與同類擁擠，造成傷亡和表面殘損，並大量消耗氧氣，引起整箱魚類的缺氧。

為了減少這種情況的發生，除了施以低溫、增氧等手段，人們還可以對魚進行麻醉，目的是降低對外界的感知能力，抑制應激，降低新陳代謝，使它們平靜地度過長途運輸。

使用化學麻醉增加魚類成活率的方法在國內外已有至少數十年的歷史。魚通過鰓絲攝入化學麻醉藥後，會進入深度鎮靜，呼吸平緩，鰓蓋振動減慢。一段時間後，藥效消失，它們就會重新復甦。目前已經開發的魚類麻醉劑有MS-222、硫酸　哪啶、丁香酚、2-苯氧乙醇等近30種[2]，其中應用最廣泛的是MS-222（烷基磺酸鹽同位氨基苯甲酸乙酯，俗名「魚安定」），在美國、加拿大、歐盟諸國等許多國家和地區都允許使用。而新聞中的主角，丁香油水門汀，則是上述另一種魚類麻醉劑「丁香酚」的一種藥用製劑。

「丁香油水門汀」是什麼？

它是一種牙科材料，由粉劑（氧化鋅粉＋松香粉）和油劑（丁香油＋橄欖油）組成，使用之際臨時混合。丁香油在其中主要發揮鎮痛作用。報導裡提到水產商用丁香油水門汀給魚麻醉，應該只是使用了其中的油劑。

丁香油是從桃金娘科植物丁香（Syzygium aromaticum）中提取得到的揮發油。除了在牙科上的運用，它還可以作為香料和防腐劑，直接加入到香腸、糕點等食品中。有報導稱藥瓶中有濃烈的松香氣味[3]，其實松香不會出現在「丁香油水門汀」的油劑中，那氣味更可能是丁香油特有的氣味。

而作為水產麻醉劑，它的有效成分是丁香酚。研究表明，丁香酚除了麻醉效果不輸MS-222之外，也更易於從生物體內排出，且氣味較好，成本較低。在鯉魚、大黃魚等魚類身上的實驗發現，它的半數致死濃度比MS-222要高，也就是說，它甚至比美國食品藥品監督管理局（FDA）批准使用的麻醉劑MS-222更安全。[4][5]

日本、紐西蘭、澳大利亞、智利等國家都明確允許使用丁香油作為水產麻醉劑，它在水中直接投放量通常在每升10~100毫克之間。[6]

監管缺失是問題所在

雖然是一種常用的水產麻醉劑，但對於丁香油的使用，世界各地的做法並不統一，例如美國並沒有批准丁香油作為水產麻醉劑使用，但允許其作為食品添加劑在食品中直接添加；紐西蘭、澳大利亞、芬蘭等國家則認為它沒有殘留期，是合法的水產麻醉劑。不過，最完善的做法是通過研究規定一定的休藥期，限制殘留量，禁止重複麻醉。例如，細緻的日本人就在農產品「肯定列表制度」中對各種魚類的丁香酚殘留量制定了詳細的標準，這是值得我們學習借鑒的。

中國在魚類麻醉藥的使用制度上還處於缺失狀態，缺乏相關的法規來規範和管理。丁香油若用量過大，會使魚兒深度麻醉，甚至死亡，使水產商虧本，所以過量使用的問題並不大會出現；在台灣，台中市衛生局食品衛生科長根據食品衛生法表示：「販售的這一些魚類是不能添加任何化學物質，未經主管機關許可，加這些添加物的話，處以裁罰六萬到五千萬元的罰鍰。」但是台灣的魚市早已行之有年，就算罰的這麼重也無濟於事，因為食品衛生檢測十多項，也沒見把麻醉藥列入。[7][8]

涉及食品安全的問題，畢竟不能只依靠生產者自律，如何保證水產麻醉劑不會被過量、頻繁使用，相關部門必須負起責任。

A

謠言粉碎。

對魚類進行麻醉是為了保證其經過運輸後仍然鮮活，在世界範圍內都有應用。而丁香油在許多國家都是可以合法使用的安全的水產麻醉劑。然而，台灣在水產添加物的把關仍舊不夠嚴格，對魚販是否會過量、頻繁地使用水產麻醉劑，確實需要進一步制定標準和加強監管。

參｜考｜資｜料

[1] 北京最大海鮮市場被曝用麻醉藥喂海魚，商家稱這是常態。

[2] 孫遠明，魚用麻醉劑安全性研究進展，食品科學，2012。

[3] 商販為保證賣相使用藥物麻醉活魚運輸。

[4] VELÍŠEK J, SVOBODOVÁ Z, PIA KOVÁ V. Effects of clove oil anaesthesia on Rainbow Trout. ACTA VET. BRNO, 2005.

[5] 趙豔麗、楊先樂、黃豔平等，丁香酚對大黃魚麻醉效果的研究，水產科技情報，2002。

[6] Coyle S. D., Durborow R. M., Tidwell J. H. Anesthetics in Aquaculture. SRAC Publication, 2004.

[7] 丁香油麻醉魚？魚市場保全：行之有年，東森新聞，2014。

[8] 食品衛生法。

無籽水果是用避孕藥種出來的嗎？

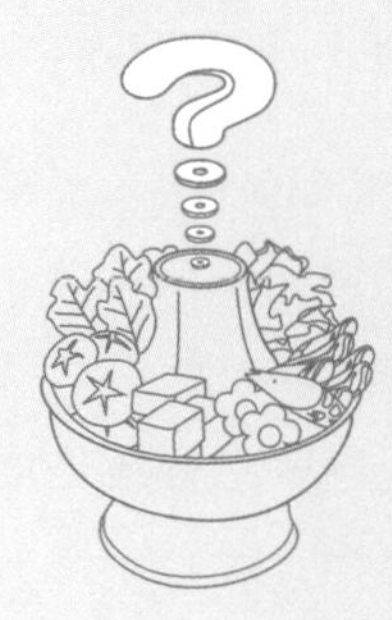

◎風飛雪

Q

無籽水果中含有大量激素，是用避孕藥處理來達到無籽效果的，經常食用對人體有害。

各類色彩繽紛、香甜味美的水果是大家喜愛的食物。大快朵頤之時，嘎嘣一聲咬到一顆堅硬的果籽，總是令人掃興的事情。於是農民和育種家努力通過研究果實的發育特點來讓它們無籽。可是有些人覺得沒有籽的水果「不自然」，甚至猜疑是不是給水果用了避孕藥，這可真冤枉呀！我們來看看無籽水果背後的原理吧。

水果裡為什麼要有籽？

我們吃的水果，從植物學上來說，基本都屬於被子植物的果實。當果實這個器官在侏羅紀晚期出現的時候，它有著神聖的任務——保護和更好地傳播被包在其內部的植物幼體：種子。「被子植物」這一名稱就是這樣得來的。有了果實的保護，種子得以更好地傳播，我們今天才能夠吃到美味可口的水果。

從授精以後，種子開始發育，整個子房也在發生著顯著的變化：在種子活動的刺激下，子房壁細胞不斷分裂膨大，使得整個子房變得膨大疏鬆起來；同時大量的水和營養物質（蛋白質、糖類、有機酸等）被運輸到膨大的子房壁細胞中儲藏起來。之後，在果實自身產生的激素乙烯的影響下，整個子房變得厚實而多汁，成了我們吃到的水果，而裡面被包裹著的種子，即是我們討厭的籽了。有籽水果中，若種子中的胚珠不發育，那麼無法產生足夠的激素，子房就會萎蔫、脫落，不能形成果實。

人類瞭解了果實和種子形成的過程後意識到，如果能夠阻止種子的發育，同時又不影響子房壁的發育，就能得到既鮮嫩多汁，又不用吐籽的無籽水果了。於是，人類就踏上了生產無籽水果的征途。

激素的力量

在植物體內，對促進植物果實發育影響最大的激素有兩類：生長素和赤黴素。生長素是由生物體內20種氨基酸之一的色氨酸，經一系列酶促反應生成的，它對於植物體有著至關重要的作用。從種子的萌發、芽的伸長到植物形態的建立，都離不開生長素的參與。

再來說說赤黴素。赤黴素名字中的「赤黴」二字，指的是它最初被發現的來源——赤黴菌。在1930年代，日本科學家發現，水稻有時候會被赤黴菌感染，結果就是受到感染的植株長得相當高。通過提取、研究赤黴菌的分泌物，人們發現分泌物中含有能夠促使水稻節間細胞快速分裂和伸長的物質。後來經過不斷的分離和純化，後人發現這種物質其實是一大類結構類似、具有相同生理功能的物質，並將這類物質統稱為赤黴素。隨後的研究也顯示，植物自身也能產生赤黴素，來對自身的生理過程進行調節。這裡順便說一句，推動農業「綠色革命」的矮稈水稻，其本質就是赤黴素合成途徑上的一個關鍵基因的突變，使得赤黴素合成障礙而形成的。

看到這裡，也許聰明的讀者已經看出端倪了。生長素和赤黴素，都能促進植物細胞的分裂的生長，而果實的發育，其本質就是子房壁細胞的分裂和生長。所有被子植物發育中的種子都能夠大量合成生長素及赤黴素，使得果實進行發育。那麼在種子不發育的情況下，想辦法為果實提供足夠的激素，我們就能夠獲得無籽水果了。

無籽水果的誕生

那麼如何能夠使得種子在不發育的同時為果實提供足夠的激素來促進果實發育呢？有如下的幾個方法：

1. 為果實施用一定濃度的植物激素，抑制種子發育的同時促進果實發育。

2. 通過雜交手段，使得種子不能正常發育，同時給予一定刺激，使果實自身可以產生足以支撐其發育的植物激素。

3. 通過尋找種子不育但能夠自身產生植物激素的突變個體，來生產無籽水果。

無籽葡萄是第一類和第二類無籽水果的典型例子。但如果在葡萄盛花期及幼嫩果穗形成育期用一定濃度的赤黴素進行處理，便可以抑制種子發育，促進果實膨大，從而獲得無籽的巨峰葡萄。通過赤黴素處理的葡萄，不僅能夠達到較高的無核率，還有增加果粒大小的效果。另外一些葡萄品種，例如「京可晶」、「大粒紅無核」等，由於其本身的變異，在授粉之後，受精胚囊很快停止發育，但果實本身可以產生激素，從而使得果實膨大發育為無籽果實。

無籽西瓜則是採用了第二類方式獲得無籽果實。普通西瓜都是二倍體植株，也就是細胞內含有兩組染色體，可以正常結籽。人們用秋水仙素處理西瓜，使得其染色體加倍成四倍體，這樣的四倍體西瓜也能結籽。但是，四倍體西瓜與二倍體西瓜雜交後會產生三倍體西瓜，它的胚囊在產生卵細胞時染色體會發生混亂，因此不能正常受精成為正常的種子。這時候，再以二倍體西瓜的花粉授粉，花粉中含有的合成生長素的酶系被花粉管帶入西瓜果實中，使三倍體西瓜果實內能夠合成生長素，結果三倍體西瓜的果實就成為無籽果實。

第三類無籽水果的代表有柑橘。人們會發現一些柑橘植株的某一枝條上的柑橘全部無核，這是由於這些枝條在芽時由於外界刺激發生了變異，從而使得種子不能發育，但果實本身發育正常。將這些枝條通過扡插、嫁接等方式進行繁育，就可以生產出無籽柑橘。目前市場上的無籽柑橘品種，大多數是通過這種方法獲得的。

除了上面說的幾種水果外，鳳梨、香蕉等也是常見的無籽水果，鳳梨是利用其不能自花授粉結實的特點來達到無籽目的的，而香蕉本身就是三倍體植株，自然也不會產生種子了。

植物激素V.S生長激素

除了和種子產生密切關聯的生長素和赤黴素外，植物體內還含有多種其他的激素，包括細胞分裂素、脫落酸、乙烯、油菜素內酯等。這些激素嚴密而精確地調節著植物的生長狀態和各個生理過程，可以說植物的任何生理過程都離不開植物激素的調節。所以在我們食用植物組織，尤其是果實等植物激素大量產生的部位時，其所含有的內源性植物激素也一併被我們吃了下去。例如在新鮮臍橙果肉中，內源性赤黴素含量可達每克10微克，生長素含量約為每克1.2微克，我們吃上100克臍橙就相當於攝入了1毫克的赤黴素以及120微克的生長素。生長素及赤黴素無可見毒性，很快會隨代謝排出體外，因此對人體並無不良作用，小鼠生長素半數致死劑量約為每公斤1,000毫克，赤黴素的半數致死劑量則大於每公斤25,000毫克，若非當水喝，恐怕很難中招。

在農業生產中，人們經常會將一些人工合成的植物激素施用給作物，來獲得所期望的性狀。這些人工合成的植物激素中，以生長素類似物2,4-D、萘乙酸以及能產生乙烯的乙烯利為多。這些人工植物激素屬於低毒農藥，且若是超量使用會造成果實異常膨大、易於腐爛，植物體生長障礙甚至死亡等不良影響，因此適用量不會很大。因此購買符合標準的水果，是不用擔心這些植物激素對人體的危害的。

與植物一樣，動物體（包括人體）的生長、發育，以及生殖過程，都需要激素的參與。但是植物激素和生長激素在化學性質上差異相當大，並且識別機制也各不相同。因此生長激素無法被植物識別而發生效用，反之，植物激素在動物體內也無法發揮其在植物體內的作用，就好比不同作業系統下的軟體只能被對應的作業系統所識別和使用一樣。

避孕藥，從其本質上來說，實際上是人體性激素的類似物，因此在進入人體後能才能夠被人體的回應識別機制所識別，進而調節體內各項生理指標，達到降低受孕效果的目的。而植物體內，由於缺乏相應的受體以及信號途徑，也就完全無法起到給植物「避孕」的效果了。同理，在農業生產上使用的各類植物激素，被攝入人體後也不會起到激素的效果，因此不必談「激素」而色變，還是好好享受美味的水果吧。

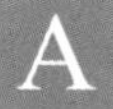

謠言粉碎。

大多數無籽水果的生產都不需要人工使用植物激素，使用的情況下也受限於過量使用會導致植物異常的生理特性。何況植物中自然產生的植物激素原本就不少，食用它們也並沒有表現出健康危害。植物激素和生長激素無法互相替代，避孕藥無法讓水果無籽，植物激素也無法調節人的生長發育。

台灣加入WTO後，農業種植結構調整轉向、政府的產業政策問題等使國內農藥市場需求大幅下降、也促使營銷模式產生變化，並且農藥市場主流產品汰換快速以及禁用高毒農藥的政策，使台灣農藥企業面臨全球化的挑戰。植物荷爾蒙農藥製劑，如能掌握其在保護植物之未來發展趨勢，開發高效、經濟、安全與環境相容的產品，建立符合國際的品管標準，方能把握市場先機，爭取利潤。政府為保護國民健康和環境，除加強對進口農藥進行相關藥效、毒性、殘留和環保等的審查與檢測，亦鼓勵開發與運用有效性、安全性高之農藥在植物保護上，使農民在害物防治上，能利用更具經濟性、方便性與安全性之資材，創造農業、工業生產與消費安全三贏之局面。

參|考|資|料

[1] 陸時萬等，植物學（上），高等教育出版社，1992。

[2] 武維華，植物生理學，科學出版社，2008。

[3] 劉濤，柑橘貯藏過程中植物內源激素以及理化性質的研究，西南大學碩士學位論文，2010。

[4] 徐愛東，中國蔬菜中常用植物生長調節劑的毒性及殘留問題研究進展，中國蔬菜，2009。

[5] 劉頌恩，植物保護用植物荷爾蒙農藥製劑之發展，行政院農業委員會，2013年11月第137期。

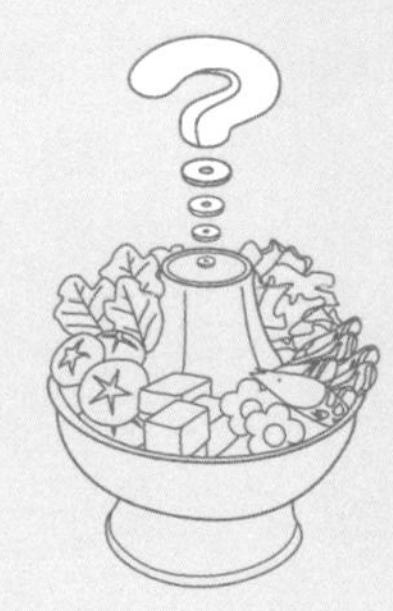

掉色的食物一定是染色的嗎？

◎連博連博

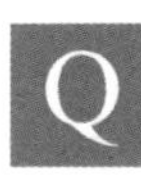

「一定要小心掉色的水果和糧食，因為上面有大量的人工色素，吃下去會對身體造成傷害，甚至有致癌的風險。所以一定要小心顏色鮮豔的食物，例如黑花生、黑米、草莓等。」

現在蔬菜瓜果糧食的種類日漸豐富，消費者面對新奇顏色的食物常會心生恐懼，生怕是被染了色的。另一方面，染色芝麻和染色柳丁等新聞也時常爆出。到底應該如何來判斷哪些掉色是正常的，哪些掉色又是不正常的呢？這要從植物色素的不同種類說起。

不易掉色的紅橙黃——類胡蘿蔔素類色素

類胡蘿蔔素是一類廣泛分佈於各種植物中的天然色素，現在已鑒定出的類胡蘿蔔素就有600多種，常見的類胡蘿蔔素有胡蘿蔔、南瓜、紅薯和深綠色蔬菜中富含的α-胡蘿蔔素、β-胡蘿蔔素和葉黃素，番茄和紅瓤西瓜中富含的番茄紅素，玉米中的玉米黃素。芸香科植物例如檸檬、橘子、柳丁、柚子等中也含有大量的類胡蘿蔔素類色素。其實一些動物體內也有類胡蘿蔔素，例如蝦蟹中煮熟了會變紅的蝦青素。

類胡蘿蔔素的一些成員參與了綠色植物非常重要的一個生理過程——光合作用。位於植物葉綠體中的β-胡蘿蔔素和葉黃素會在植物進行光合作用時起到「光線接收器」的作用，這些色素分子吸收太陽光能，然後將這些光能傳遞給處於中心位置的葉綠素分子，經過轉換，這些能量就可以固定在植物合成的有機物中，為植物所用。

類胡蘿蔔素的一個共同特點是易溶於油脂而不易溶於水中，所以除非破壞外皮、煮熟或榨成汁，簡單的沖洗富含類胡蘿蔔素的紅橙黃色蔬菜瓜果是不應該出現掉色的情況的。這和下面的極易溶於水的花青素截然相反。

易掉色又會變色的紅藍紫——花青素類色素

大自然中五彩繽紛的花朵是最美麗的景色，而我們能看到這些美麗的花朵，很大程度上要歸功於存在於花瓣細胞液泡中的花青素。花青素經常與不同的單糖結合在一起，形成各種類型的花色苷。花青素有一類特殊性質，就是顏色可以隨著它所處溶液的酸鹼度改變而改變。當溶液變酸性時會趨向紅色；當溶液變鹼性時，會趨向藍色。正是由於植物細胞中液泡的酸性程度不同，各種各樣的花青素隨之變色，讓花瓣變得好看起來。

除了花瓣，花青素還存在於很多植物的各種組織器官中。從傳統上常見的紫甘藍、紅洋蔥、茄子、黑米和黑豆，到新奇的紫胡蘿蔔、紫薯、黑花生和紫菜花等，富含花青素的食材一般很容易掉色，也是經常被懷疑染色的物件。

其實富含花青素的食材掉色是非常正常的，因為和類胡蘿蔔素不同，花青素是水溶的。如果不放心，還可以用白醋來試驗一下，紫黑色的花青素溶液在遇到白醋後會變紅。像紫薯、紫甘藍在烹飪中也很容易變色，用偏鹼性的水煮紫薯粥，粥會發藍；用紫薯做糕點，如果放了小蘇打，麵糊會變成難看的綠色。

另類的紅與黑——甜菜紅與黑色素

有一種紅色植物色素，既不屬於不易掉色的類胡蘿蔔素類，也不屬於易掉色又會變色的花青素類，它就是易掉色且染色效果極佳的甜菜紅。常見的富含甜菜紅的蔬果有兩種，俄羅斯紅菜湯裡用的紅菜頭和紅色果肉的火龍果。甜菜紅一般呈現出一種漂亮的紫紅色，對酸鹼也遠不如花青素敏感，食用多了還會讓尿液變色，所以如果吃了紅菜頭或者紅色果肉的火龍果發現自己尿液發紅，不必驚慌。

儘管黑色的食材經常和花青素聯繫在一起，但其實黑色的食材並不一定都含有大量花青素，例如黑芝麻和黑木耳含有大量黑色素，而黑色素是難溶於水的。黑芝麻同時含有少量的花青素，所以出現輕微掉色是正常的，如果大量掉色以至於種子都發白就要懷疑是否染色了。黑木耳則是完全不應該掉色的。

在生活中經常會遇到一些食物在沖洗時「掉色」的情況，但是有時候同樣色彩的食物卻並不會掉色。這裡的原因可以從兩個方面來考慮。

一是色素本身的性質。我們知道，不同物質在水中的溶解性也不同。食物中存在的天然花青素分子本身具有高度的共軛體系，同時有酸性和鹼性的基團，是一種極性分子，根據「相似相溶」的原理，它們是很容易溶解在水、醇等極性溶劑裡的。而類胡蘿蔔素分子共同的結構特點是帶有九個雙鍵的長鏈，其中大多數是脂溶性分子，在用水沖洗時就難以掉色。黑色素也是難溶於水的。

另外一方面是考慮食物中的色素是不是容易被「擠」出來。上文提到過的紫薯，它的花青素分子不僅處在細胞裡，而且在細胞壁間也有很多，當出現這樣的情況時，甚至只需要在吃的時候抓著紫薯塊，手上就會染上紫色。而只存在果皮中的花青素，例如茄子和藍莓，雖然長時間浸泡後也會掉色，但正常的沖洗、抓取並不會掉色。

A

謠言粉碎。

隨著農業的不斷發展，蔬果糧食的顏色也日漸豐富起來，出現了各種新奇顏色食材，當中有一些會容易掉色或變色也很正常，不必驚慌。從正規管道購買食材，不購買明顯低於市場價的食材，學習瞭解植物色素背後的原理，可以更好地享受自然的饋贈，避免買到染色產品。

P.S為了不讓紫薯糕點變綠，建議大家可以使用酵母而非小蘇打發酵。如果想讓炒出來的紫甘藍顏色好看一些，可以放一點白醋來讓顏色保持鮮豔喔！

參｜考｜資｜料

[1] 韓雅珊，類胡蘿蔔素的功能研究進展，中國農業大學學報，1999。

[2] 崔麗娜、董樹亭、高榮岐、劉吉強，玉米籽粒色素研究進展，山東農業科學，2010。

[3] 趙宇瑛、張漢鋒，花青素的研究現狀及發展趨勢，安徽農業科學，2005。

[4] 黃榮峰等，高效液相色譜法快速測定黑花生種皮中花色苷含量，中國農學通報，2011。

[5] 孫金輝等，紫薯花色苷的研究進展，糧食與飼料工業，2011。

[6] 趙肅清等，天然黑色素的研究進展，廣州食品工業科技，2001。

[7] 魏國華等，黑色素的合成、鑒定及應用現狀，中國食品添加劑，2011。

[8] 陸懋蓀等，黑芝麻黑色素的化學結構研究，食品科學，2007。

野味v.s養殖：口感、營養、安全大比拼

◎C. CristataX

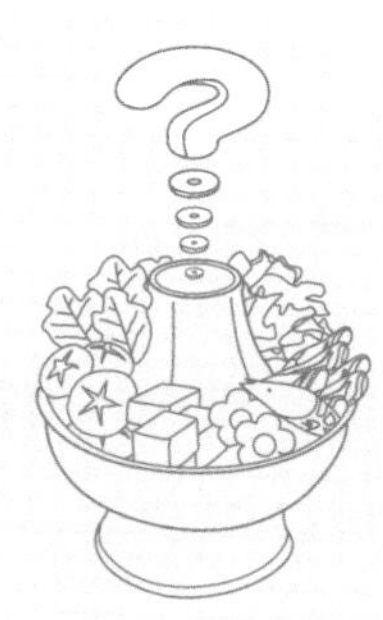

Q

動物還是要吃野生的好，養殖的無論口感還是營養都比不上野生的。野味（野生動物製成的食品）味道鮮美、口感好，營養價值也更高：脂肪含量低、蛋白質含量高……

野生動物跟養殖動物的口感確實存在差異。野生動物在野外為活下去疲於奔命，因此肌纖維發達，脂肪含量少，口感更勁道。而養殖的動物由於缺少一個讓它們不停奔跑的環境，因此肌肉中脂肪含量會比野生動物要高，口感也偏向細膩、柔軟，而且

現代養殖實際上也是一個不斷篩選培育更符合人們偏好的肉類的過程。但是，哪種口感更好，取決進食者的主觀感受，很難說野生動物的口感就比養殖動物要好。

口感好，不代表營養價值高

以雞肉為例，雞肉的香味很大程度上由其中的「呈味核苷酸」決定，而「勁道」、「有嚼頭」則是由肉中的膠原蛋白和彈性蛋白決定。這些決定風味和口感的成分跟雞的生長期有關。生長時間越短，「雞味」越淡，也越嫩。不過這些影響風味口感的成分跟營養沒有什麼關係。[1][2]

另外，「標價越高的紅酒越好喝」的心理作用，也會影響人們對於食物的判斷。市場上，野生動物的價格甚至可以是同物種養殖產品價格的幾倍，可能令人產生「越貴的東西味道越好」的心理暗示。

野味：美味的風險

在某些熱愛生魚片的人眼裡，野生的生魚片毫無疑問是一道珍饈，有些人甚至覺得野生的生魚片可以隨便吃。但鮭魚、大馬哈魚、金槍魚、海鱸魚、鱈魚、帶魚等作為海獸胃線蟲（又名異尖線蟲）的中間宿主，其體內感染的海獸胃線蟲如果進入食用者體內，雖然無法再發育為成蟲，但其幼蟲對人體的傷害也不容忽視。大量活蟲進入人體造成的急性異尖線蟲病雖然少見，但並非罕見，曾有報導稱，研究人員在一條鱈魚身上分離出800多條海獸胃線蟲幼蟲。而過敏性異尖線蟲病的發生率則高出很多，對人體造成的危害也更為嚴重。

而蛙和蛇作為常見的被食用野生動物，則是某些迭宮條蟲最喜愛的中間宿主。有新聞表明甚至在一條蛇身上發現了150多隻迭宮條蟲的中條期幼蟲[3]。當然，養殖的動物也可能存在這個問題，不過至少在有人工介入的情況下，寄生蟲感染會得到有效控制。

另外，野生動物攜帶的病毒也可能經由密切接觸或被食用而感染人類，譬如曾引發大家恐慌的H9N7禽流感病毒，2003年引起非典疫情的SARS病毒，科學家經過追蹤發現它很有可能來源於野生動物。[4]

即使對野生動物進行極度徹底的烹煮，徹底殺滅病菌與寄生蟲，食客們還必須面臨下一個風險——毒物屬富集作用。即在自然界中，污染物如重金屬通過較低營養級生物進入生物鏈，傳遞到營養級較高的生物，導致營養級越高的生物，其體內無法分解代謝的有害物質堆積越多，且重金屬無法有效去除。許多人熱衷的野生鯊魚、石斑魚、各種食肉動物，都是富集作用嚴重的生物，並且富集的重金屬隨著體重和年齡的增長而增加[5]，因此，食用這些野生動物，也意味著接管它們蓄積了一生的重金屬。

被誤讀的養殖業

青睞野生動物的另一個重要原因，就是人們對養殖業的一些誤解。提到養殖業，許多人的第一印象是用「激素」、「抗生素」餵養的動物，因此覺得養殖的動物會對人體健康造成不良影響。

提到養殖業與激素，首當其衝的就是水產養殖和雞肉。最早稱水產養殖採用避孕藥的是1998年中國的《成都商報》，該報報導稱：重慶一養殖戶向記者爆料，其在黃鱔飼料中添加避孕藥，使黃鱔長得又肥又大。事實上，黃鱔是一種具性逆轉特性的生物，雄性體型較大，而避孕藥大部分為雌激素，黃鱔攝入雌激素後會轉為雌性，這毫無疑問是件得不償失的事。後來又演變出「避孕藥養蝦」、「避孕藥養蟹」之類的謠言[6]，再傳到台灣。但真實情況是，蝦蟹對激素水準極其敏感，若餵食避孕藥稍有不慎就可能引起大面積死亡。養殖戶不太可能做這種提高成本減少收益的事。

至於「激素養殖」導致兒童性早熟的問題，同樣是個謠言。以雞為例，台灣人愛吃雞排、雞翅、雞脖子還有雞屁股（俗稱七里香），網路卻時常流傳雞打抗生素、生長激素等，意藍科技便整理出網友們的四大疑慮，包括生長激素、致癌疑慮、抗生素、禽流感等，王淑音說，「雞隻很少打針，要打也是打疫苗！」打針部位都是皮下或肌肉，肌肉注射則打在肌肉多的腿、胸、翅，生長激素成本高，一般只是學術用，雞農也不可能一隻隻打，真的「別鬧了！」[7]

許多專業人士都多次闢謠，臉書文青別胡扯也曾說，「生長激素每單位要價400元，一隻雞頂多200元，不可能用，現在白肉雞每天吃飽了就睡，睡飽了又吃，所以長得特別快，就能快速增肥。」中興大學動物科學系也曾拍影片告訴大家，「肉雞一直以來都沒有用過生長激素！」[8]

食用野生動物的問題不僅僅在於「食品安全」的問題上，更重要的一點在於生態保護上，雖然地球上每年都有因為不能適應環境而滅絕的動物，但是，更多野生動物是由於人類捕殺而瀕臨滅絕的，今天的野味，也許明天就成為博物館裡的拉丁文名字。[9]

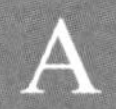

謠言粉碎。

野生動物在營養價值方面並不比養殖動物更高，反而有較高的食用風險，而養殖的動物在獸藥殘留標準下是可以放心食用的，因此，個人認為與其冒健康風險去破壞生態，還不如選擇更安全、廉價的養殖動物。

參|考|資|料

[1] 雲無心，你想吃什麼樣的雞肉？

[2] 張竹青、李正友、胡世然、李道友、蔣曉紅，人工養殖泥鰍含肉率及肌肉營養成分分析，貴州農業科學，2010。

[3] 大王蛇身藏150條寄生蟲，侵人體可致多種疾病。

[4] 青蛙與野蛇險成盤中餐，3家餐館違法經營野生動物被查處。

[5] WANG M. et al. SARS-CoV infection in a restaurant from palm civet. Emerg Infect Dis, 2005.

[6] 黃鱔果真是用避孕藥催肥的嗎？

[7] 危「雞」？網傳打生長激素、致癌　專家：真的別鬧了，ETtoday新聞雲生活中心，2015。

[8] 中興大學動物科學系，你所不知道的畜產－白肉雞。

[9] Hangdong JIANG, Lin CHEN, Fenqi HE. Preliminary assessment on the current knowledge of the Chinese Crested Tern (Sterna bernsteini). Chinese Birds. 2010.

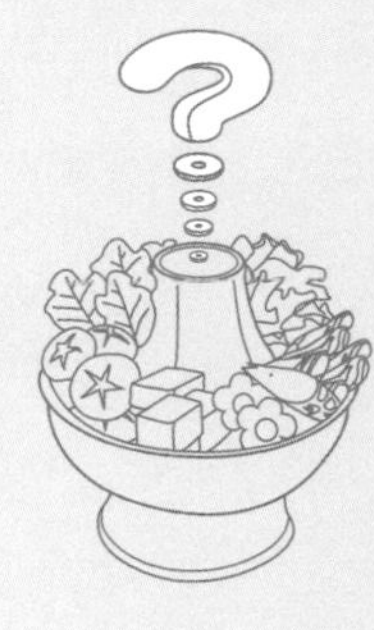

「基改作物裡發現未知微生物」是怎麼回事？

◎擬南芥

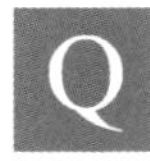

2011年2月11日，美國退役的農業科學家胡伯（Huber）博士給美國農業部長維爾薩克寫信指出，最近在基改作物中發現一種新的病原體，是導致動物絕種（不孕或流產）的根源。

與諸多基改流言一樣，這個流言也是被包裝得有模有樣，研究啦、資料啦、科學家啦似乎樣樣俱全，我們不妨來探究一下它是如何誕生的。

緣起

2011年年初，美國普渡大學的植物病理學退休教授唐·胡伯（Don Huber）給美國農業部寫了一封信，聲稱有一項「重大發現」[1]。胡伯在信中表示，通過電子顯微鏡，他在孟山都公司的抗草甘膦基改大豆和玉米中發現一種未知的微生物。這種微生物類似真菌，卻只有中等病毒大小。因為草甘膦是這類基改作物的主要除草劑，所以胡伯認為這種未知微生物要麼和基改作物有關，要麼和這些基改作物所使用的除草劑草甘膦有關。胡伯還表示，這種未知的真菌狀生物不僅能讓作物患病，還有可能導致家畜流產。

基於以上理由，胡伯博士建議美國農業部應該進行研究，確認這種微生物是否真的和基改作物有關。

對此，美國農業部表示，鑒於這是一封私人信件，所以他們只會對胡伯博士本人進行回應，而不會把回復公開。不過，種種跡象表明，承認胡伯博士的「發現」還為時過早。

首先，胡伯的「發現」挑戰了諸多科學界已有的共識，這些共識不僅僅和基改有關。例如他發現的這種只有病毒大小的微生物，卻類似真菌——如果是真的，那在博物學上是一個大發現，完全可以在很好的學術雜誌上發表論文。再例如他聲稱自己發現的病原體可能可以同時感染植物和動物，而在人類已知的物種中，可以做到這一點的病原微生物少之又少。科學不排斥挑戰，但越具有突破性的發現，越需要謹慎的態度去驗證，僅僅是簡單「發現」是遠遠不夠的。

其次，一個可信的研究結果需要提供詳盡的研究方法以備他人驗證。胡伯博士在信中沒有提及任何與研究方法、資料以及合作者有關的資訊，他只不過描述了一下他的研究結果，目前來說還很難被認可。

最後，胡伯博士聲稱他通過電子顯微鏡拍到了這種「未知微生物」的照片。不過，他並沒有公開這張照片，所以別人也無法檢驗他的發現。不過看過這張照片的植物病理學家保羅・維切利（Paul Vincelli）表示，從這張照片上無法確認拍到的是微生物還是人工的痕跡。維切利認為政府的決策只應該考慮有充足證據的結論，而胡伯博士的「發現」並不完全，也沒有在學術會議和雜誌上發表。*

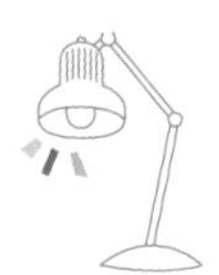

＊ 植物病理學家Paul Vincelli的回應原文：I am also a university-based plant pathologist who happens to have seen the electron micrographs of the proposed “microfungus”, shown to me by the lead investigator of that work. Based on what I have seen and learned about this issue, it is still not clear whether those structures are organismal or artifact. Much, much more science needs to be done. I have no financial, professional, or emotional interest in glyphosate, and I want safe food for my family too. I just think policies should be based on sound, evidenced-based information. All of this public debate on this new pathogenic “microfungus” is taking place based on highly speculative, very incomplete research that has not been presented in a single scientific conference nor published in a refereed journal.

可能有人會認為，雖然胡伯博士的研究未必可信，可是為了謹慎起見，應該認為他關於加強基改作物調控的意見是有理由的。沒有人否認應該「謹慎」，可是我們應該如何「謹慎」？類似胡伯博士這樣的信件，任何人一個晚上都可以寫上好幾封，聲稱在雜交作物、近交作物以及其他任何食物來源中發現了未知微生物，政府是否應該因此改變對這些食物的調控政策？從證據強度上來說，這些信件和胡伯博士的發現是相同的。胡伯博士的結論沒有經過同行評議，沒有發表在學術雜誌上，甚至沒有提供方法和資料讓別人檢驗，卻和已有的大量的科學發現矛盾。在這種情況下，不應該認為他的這封信是一個可靠的反對基改作物的證據。

澄清

針對胡伯的這封信，普渡大學的六位植物病理學家和農業學家聯合發表了一篇文章，澄清了一些關於草甘膦除草劑以及抗草甘膦基改作物的事實[2]。首先，這六位科學家援引文獻後出指出，已有的一些證據表明，抗草甘膦的基改小麥和大豆對土壤中真菌的抵抗能力並不比一般的農作物差。而且，即使施加了草甘膦除草劑，它們的抵抗力都不會下降[3][4]。更何況草甘膦對一些真菌也有抑制作用，所以還可以保護作物，減少感染真菌病的可能性。

雖然一些有限的研究也提出了草甘膦有可能同時影響作物的抵抗力的觀點，不過這並不代表草甘膦會影響作物的產量。因為草甘膦可以有效地除草，而雜草對作物產量的影響要大得多。

此外，文章還對一些類似的謠言，例如著名的反基改人士傑弗瑞．史密斯（Jeffery Smith）曾發文聲稱草甘膦導致的植物疾病有40多種，進行了反駁。首先，這些說法既沒有以合適的方式在科學界發表，更沒有接受過任何靠得住的檢驗。其次，植物疾病的爆發和多種因素有關。在大規模使用草甘膦的30年歷史中，沒有任何一次影響產量的植物疾病暴發是由這種除草劑引發的。只在使用草甘膦的作物中出現疫病流行的說法沒有根據。

最後文章得出結論，聲稱抗草甘膦的基改作物對植物病原體更加敏感的說法並沒有科學根據。種子生產商不應該根據這些言論改變對草甘膦的使用。

事實上，我們應該更加關注草甘膦的有效性，以及對人體和環境的安全性。因為如果一種除草劑直接影響了作物的產量，無論「帝國主義跨國公司」如何推廣，這種除草劑也會很快從市場上消失。而草甘膦最大的優點就是和同類產品相比，對人體的毒性很低。草甘膦不僅沒有急毒性，也未發現致癌性和制畸性，而且不容易被人體吸收，不會在體內積累。和每年導致幾千人死亡的百草枯相比[5]，草甘膦無論對於農民還是消費者來說，都是更加安全的選擇。

流言傳播的樣本

胡伯博士所引起的爭議，其實本身並不大，但有趣的是，這次事件成了一個很典型的流言傳播的樣本。因為可以清楚地發現，當這封信的內容進入中文網路的時候，出現了很大的扭曲。這種扭曲，對於那些對謠言傳播現象感興趣的人來說，也許很有意義。

2011年2月23日，有人在中文互聯網介紹了這封信，並很快引起了一些反對基改作物者的注意。這些人在相當長的一段時間裡拿著它翻來覆去地說著車軲轆話，同時歪曲了信件的內容，逐漸把這次事件變成了一場鬧劇。

對比一下胡伯博士信件的原始版本和國內的宣傳，會發現有以下幾點顯著的差別：

首先是對「未知病原體」的描述不同。胡伯博士對他認為可能存在的未知病原體的描述相對來說謹慎。他認為這是一種未知的（unknown）、類似真菌的（fungal-like）生物。不過到了轉述者嘴裡，就成了一種「怪異」的生物。此外，轉述者多次暗示這種微生物是病毒，還有人一口咬定了這種可能性，不止一次的直接把這則新聞裡的未知微生物直接翻譯成病毒。把未知真菌狀生物說成病毒，不是缺乏基本的生物學常識，混淆了真菌和病毒的巨大差異；就是覺得「病毒」這種東西聽起來更可怕，宣傳起來更有衝擊力。

其次是，解讀者對「未知微生物」的分析解釋添油加醋。胡伯博士在信中說，這種微生物較多地存在於抗草甘膦的基改作物中，可能和植物疾病以及動物生育能力減弱有關聯。不過，胡伯博士也同時表示，這種關聯並沒有被現有的實驗完全確認，需要進一步的研究。同時，他也沒有提到這種未知的微生物為什麼會出現在抗草甘膦基改作物中，以及這種微生物致病的機理。不過，轉述者似乎比胡伯博士要肯定得多。有人甚至提出了一個關於這種「病毒」產生的理論：「基改生物技術切割DNA，重組、強化、控制DNA片段，最壞的後果，就是啟動新病毒，病毒就是一段DNA。」且不說這種理論是否真實，是否適用於這個案例，把病毒當成「一段DNA」的說法實在是匪夷所思。這個世界上有幾個病毒是一段DNA？

最後，反轉的解讀者針對此發現的評論以及應對方法與原作者完全不同。胡伯博士的發現僅僅限於抗草甘膦的基改作物，這只是一類基改。

而且，即使是針對這一類基改作物，胡伯博士也沒有要求美國農業部完全禁止，而是停止美國現有的對基改作物不加管制的調控政策，同時也沒有否認抗草甘膦基改作物可能是無辜的，所以需要進一步的研究。如果新的研究發現所謂的未知微生物是子虛烏有，或者至少和基改作物沒有任何關係，再恢復現在的對抗草甘膦作物不加管制的狀態也不遲。

不過唯恐天下不亂的反轉者就肯定得多了，直截了當地認為，這一「發現」說明「基改已經完蛋了，徹底失敗了，徹底暴露了」！至於應該如何應對，他們沒有任何意外地認為，基改作物應該被徹底禁止，而且那些支持基改的人應該「向人民投降」，「接受人民的審判」。

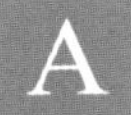

謠言粉碎。

修正液中含有的有機溶劑有微弱的毒性，但在正確的使用情況下和常規接觸的劑量下並沒有那麼可怕。兒童的耐受能力弱，可以避免不必要的接觸。

參|考|資|料

[1] Huber, D. (2011). A letter to Secretary of Agriculture.

[2] Camberato, J., Casteel, S., Goldsbrough, P., Johnson, B., Wise, K. and Woloshuk, C. (2011). Glyphosate' s Impact on Field Crop Production and Disease Development.

[3] Baley, G. J., Campbell, K. G., Yenish, J., Kidwell, K. K., and Paulitz, T. C. Influence of glyphosate, crop volunteer and root pathogens on glyphosate-resistant wheat under controlled environmental conditions. Pest Management Science.2009.

[4] Bradley, C. A., Hartman, G. L., Wax, L.M., and Pedersen, W. L. Influence of herbicides on Rhizoctonia root and hypocotyl rot of soybean. Crop Protection, 2002.

[5] 張愛琴、周祥，百草枯中毒的急救護理進展，實用臨床醫藥雜誌（護理版），2010。

甜玉米是基改玉米嗎？

◎擬南芥

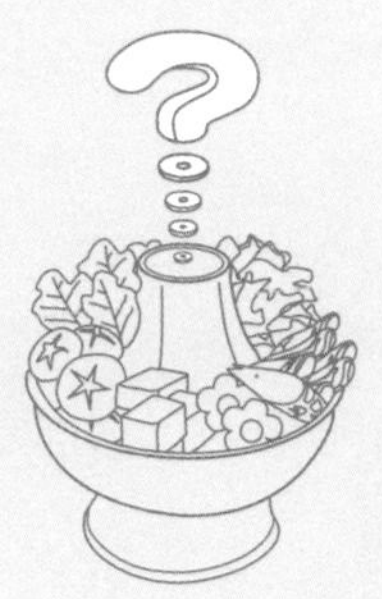

Q

甜玉米是真正的基改食品！在美國這種玉米是只能用來餵動物，不能給人吃的！

我們吃的玉米粒從植物學角度可以分為果（種）皮、胚乳和胚三個部分，影響玉米甜度的關鍵因素就在玉米的胚乳中。玉米在成熟過程中會通過光合作用產生葡萄糖，並把儲存能量的糖類物質運輸到胚乳，以澱粉的形式儲存起來。儘管在化學上澱粉是單糖的聚合物，但它本身吃起來可沒有甜味。我們吃的普通玉米味道不甜，口感粉粉的，就是這個原因。

與眾不同自有原因

甜玉米的不同之處在於，它的胚乳中可不只有澱粉，還有相對含量很高的蔗糖、果糖、葡萄糖和水溶性多糖，賦予其不同於普通玉米的甜味和風味。因為在甜玉米控制澱粉合成的一系列基因中，有一個或幾個基因發生了自然的突變，處於純合隱性狀態，切斷了部分還原性糖向澱粉轉化的過程。這點「小缺陷」反而促成了甜玉米可口的味道。[1]

如此「與眾不同」的甜玉米是怎麼得到的呢？與很多人想當然以為的不一樣，甜玉米並不是最近才有的新作物，它的真正起源時間雖然無法考究，但有文獻記載的最早的甜玉米品種是1779年歐洲殖民者從美洲易洛魁人那裡收集到的Papoon玉米[2]，據此可以肯定，甜玉米的出現時間還要更早。要知道，那時候可還壓根兒沒有基改這一說。

現在的甜玉米品種雖然和幾百年前的不完全相同，但它同樣不是基改的產物，而是在自然突變的甜玉米品種的基礎之上，通過傳統育種技術——選育自交系、組配雜交種的辦法培育出的新的甜玉米品種。

最近幾年，與甜玉米有關的幾個基因序列和與其關聯的分子標記都已經被找到，育種家還可以依靠分子標記輔助選擇技術來加快育種進程*。此外，還有利用花藥組織培養技術來加快隱性基因的純合進程的選育方法，也開始受到育種家的重視[3]。這些育種技術並沒有涉及單個或少數幾個結構和功能已知的目的基因的插入，也沒有對基因進行修飾、敲除、遮罩等改變（這些是我們常說的基改技術手段）。通過這些方法培育出來的甜玉米都不是基改玉米。很多人因為甜玉米的甜味不同於普通玉米，就認為甜玉米是基改技術培育的，實在是低估了玉米自己的基因突變。

甜並非來自於基改

儘管甜玉米是傳統育種技術的產物，不過，通過基改技術導

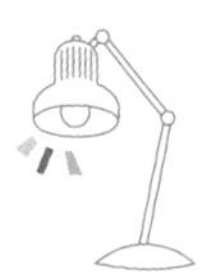

* 生物中的遺傳標記包括形態標記、生化標記、分子（DNA）標記三類。分子標記本身不具有功能，但與功能基因連鎖，借助對分子標記的鑒定，可以直接分析作物的基因型，更有效地在育種過程中對個體進行選擇。這種技術被稱為分子標記輔助選擇（MAS）。

入抗蟲、抗除草劑等性狀，可以提高甜玉米在田間的適應性，以此提高甜玉米的產量、減少由於噴灑農藥對環境的危害、降低農民田間管理的勞作強度。這樣培育出的甜玉米也就成了「基改甜玉米」，儘管其甜的性狀與基改技術無關。

目前的基改甜玉米主要是轉Bt甜玉米。Bt是蘇雲金芽孢桿菌（Bacillus thuringiens）的縮寫，它產生的一類Cry蛋白可以有針對性地殺死玉米螟等害蟲，減少田間農藥的噴灑[4]。第一個成功開發出來的基改甜玉米是瑞士的先正達公司培育的Bt-11甜玉米，這個品種不僅在美國、加拿大、阿根廷等國家得到了商業化種植，在對基改食品更加審慎的歐盟也被允許用作食物和飼料。[5]

美國人覺得很OK

回到流言中對基改甜玉米在美國的遭遇的描述，這其實是對甜玉米莫大的「冤枉」。在美國，甜玉米被當作一種蔬菜，而轉Bt甜玉米甚至是唯一一種在市面上銷售的轉Bt蔬菜。在美國費城地區開展的一項調查中，研究人員將基改甜玉米和普通甜玉米做好標識，一起放在商店裡供人們選購，結果發現基改甜玉米占到了銷售量的45%，只有16%的消費者表示購買甜玉米時受到了基改標識的影響。可以看出，美國人絕非只把基改甜玉米用來喂動物，而且他們中的大多數人並不排斥這種使用生物技術培育的食物。[6]

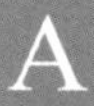

謠言粉碎。

甜玉米是傳統育種技術的產物，和基改技術沒關係。當然，經過基改技術改造，以增強抗蟲抗除草劑特性的甜玉米確實有，但是並沒有被批准種植。目前我們在國內買到的甜玉米不大可能是基改甜玉米。另外，在美國，基改甜玉米並不是用來餵動物的，美國人也願意並實實在在地在吃它。

當遇到平時不多見的農作物時，很多人會把它與基改聯繫起來。其實從生命第一次出現，到形成現在這樣生機勃勃的世界，進化賦予了生物異常豐富的多樣性，我們人類平時所利用的只是其中很小一部分。那些新奇的作物，很可能就是來自於一種過去沒有被開發的物種，而將那些新奇的性狀與傳統作物相結合的方法也不只有基改一種，傳統育種方法同樣可以獲得不同尋常的食物。

參|考|資|料

[1] 郝小琴，甜、糯玉米育種研究概況，廣西農業生物科學，2000。

[2] Home and Market Garden Sweet Corn Production, Guide H-233.

[3] 楊泉女、王蘊波，甜玉米胚乳突變基因的研究進展及其在育種中應用的策略，分子植物育種，2005。

[4] Romeis, Michael Meissle, Franz Bigler. Transgenic crops expressing Bacillus thuringiensis toxins and biological control. NATURE BIOTECHNOLOGY, 2006.

[5] 王瑩、胡建廣、李餘良、劉建華、李高科，生物新技術在甜玉米育種中的應用研究進展，中國農學通報，2006。

[6] Anthony M., Shelton.GM. Genetically engineered vegetables expressing proteins from Bacillus thuringiensis for insect resistance: Successes, disappointments, challenges and ways to move forward. Crops and Food: Biotechnology in Agriculture and the Food Chain 3: 3, 1-9; July/August/September 2012.

[7] 劉忠松、羅赫榮，現代植物育種學，科學出版社，2010。

[8] 關於基改生物安全證書發放是否等同於允許商業化生產？

不能留種的作物都是基因改造的嗎？

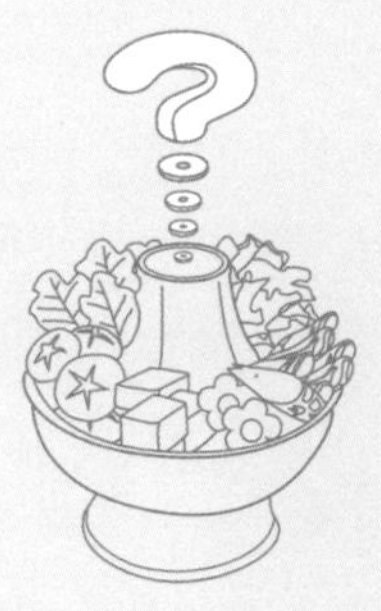

◎連博連博

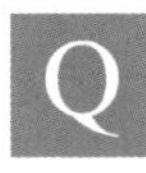

不能留種的種子都是基改的，基改種子都是不育的。農民千百年來都自己留種，不能留種是對於農民的剝削。

好的種子意味著長出來的作物抗蟲抗病抗旱抗澇性強、產量高，育種產業的核心就是如何選育出擁有優良性狀的種子。目前世界上很多優良作物品種都是通過雜交育種的方式培育出來的，這些雜交種子有一個很顯著的特點：就是它們的後代不適合再次投入生產中，也就是常說的「不能留種」。有人說這樣就剝奪了農民的種子主權，還有人將其與基改技術聯繫了起來。

這真的是種子公司的陰謀嗎？和基改技術又有什麼關係呢？我們先來瞭解一下與雜種優勢有關的知識吧。

雜種優勢及雜種優勢利用

為什麼要採用雜交育種呢？最重要的原因是雜交育種可以產生雜種優勢。雜種優勢是指兩個基因型不同的親本雜交以後得到的後代優於親本的現象。何謂親本？你的父母就是你的親本，而你是他們的子一代。這裡所說的優於親本並不是說雜交後代各方面都比親本好，也不是指雜交後代一定會有滿足人類需要的性狀，雜交後代優勢的表現還需要結合具體器官的具體性狀來分析。因為雜交後代有這樣的特性，人類在農業生產中廣泛開展著雜種優勢利用的實踐。

與一般的科學技術發展「先理論、後應用」不同，雜種優勢是在經過人類漫長的應用之後才開始由科學家開始研究其機理的。例如馬和驢雜交的後代騾子，有馬的力氣和驢的耐力，在1,400多年前的中國古籍中就有記載其雜種優勢，人類利用雜種優勢的歷史顯然要比這更早。在西方，孟德爾和達爾文都曾在其各自的著作中提到了雜交後代具有優勢的現象。現代科學儘管對雜種優勢開展了長時間的研究，仍舊沒有對這一現象機理做出全面闡述。

比較主要的假說有顯性假說、超顯性假說、上位性假說和基因組互作假說等。由於不同的作物中雜種優勢表現非常不同，我們有理由相信雜種優勢的機理在不同物種中是不盡相同的。

現代人類在農作物上應用雜種優勢最成功的案例無疑是雜交玉米。玉米除了有雜交優勢，還有比較明顯的近交衰退，和雜種優勢正好相反，親本基因型越相近，玉米越弱小，產量也越低。早期的雜交玉米生產中受制於玉米自交系（由單株玉米連續自交多代，經過選擇而產生的基因型相對純合的後代）的產量比較低，主要採用雙交種——四個自交系親本兩兩組合產生子一代後再雜交獲得的種子。現在的雜交玉米基本都是單交種——兩個自交系組合產生的子一代。

為什麼雜交種子不能留種？

作物能否留種只取決於育種的方式，和基改技術沒有關係。使用了雜交技術、利用了雜種優勢的種子就不適合留種。這是為什麼呢？讓我們通過回顧遺傳學的開創者孟德爾的豌豆實驗，來細究一下。

豌豆作為一種自花授粉的植物，親代可以被認為是純合子，意味著兩對染色體上的基因型是相同的。在孟德爾實驗中經過一次雜交以後的種子（即子一代）的性狀是一樣的，但是如果子一代再自交一次（得到子二代），其後代就會出現明顯的性狀分離。在孟德爾實驗中，把一株黃種皮豌豆和一株綠種皮豌豆雜交後，得到的子一代種子都是黃色的。但是讓這個子一代的黃種皮豌豆自花授粉產生的子二代，就出現了黃色和綠色兩種顏色的種皮。這種現象，就叫作性狀分離。

在農業生產中，這就好比種植了雜交玉米的農民留下了玉米的種子，第二年再次種植，會發現產量遠不如第一年而且抗病蟲害能力也會下降，這都是由於雜種優勢的消失以及性狀分離。而且通過計算，在遺傳學上，自交代數越多，後代中不同基因型組合的純合個體也就越多。在實際育種過程中涉及的作物遺傳內容更加複雜，農業生產上如果利用了雜交種再對雜交後代進行留種的話，作物整齊度會顯著下降，純合後代個體增加的結果是無法繼續利用雜種優勢，這樣也就達不到現代化生產的要求了。

我們還可以結合一個在雜種優勢利用方面最有名的例子，就是中國的雜交水稻育種專家袁隆平的團隊研究出的雜交水稻。水稻是一種自花授粉的植物，人們做水稻雜交時面臨的一個很大問題就是水稻的花特別小，無法大量開展去雄、授粉的工作。如果能有一種水稻天生就是雄性不育，那麼就可以大大降低去雄授粉的勞動強度。袁隆平的團隊在海南發現了一株「野敗」水稻。這個野敗就是雄性不育的水稻。

袁隆平團隊利用了水稻由細胞質和細胞核基因相互作用而產生雄性不育性狀這一特性，開發出了一種優良的雄性不育系，這種方法被稱為三系制種法。

所謂三系，指的是保持系、雄性不育系和恢復系。保持系能使母本結籽，又能保持原有自交系的性狀。恢復系的花粉授與不育系後，能使不育系的後代恢復正常，開花結籽。能得到水稻雜交種，並且一直保持不育系的不育性，可以不斷用於制種。

如果將得到的雜交種（S）Rfrf 留種再用於生產的話，除了上面提到過的性狀分離的問題以外，得到的後代裡甚至會有不育的（S）rfrf 型。這樣做肯定是得不償失的。

三系制種法是比較早期採用的雜交水稻制種法，隨著科學研究的深入，目前開發出了光溫誘導雄性不育系的二系制種法，在合理利用環境條件的前提下簡化了制種步驟。

雜交育種和基改種子

上面說了很多與雜種優勢、雜交種子有關的事情，那麼到底不能留種和基改種子有什麼關係呢？可以說，兩者基本沒什麼關係。不能留種的種子不一定是基改種子，基改種子也不一定不能留種。

現存的基改種子很多都是基改作物之間或與常規品種雜交得到的。例如基改抗蟲棉中棉所51，其母本是豐產優質基改抗蟲棉中棉所41選系971201，父本是綜合性狀較好的棕色彩色棉RILB263102。這樣做的原因是一般不會利用基改技術直接將目的基因導入到已經大面積推廣的品種中去，而是利用基改技術創造出新的種質資源，通過雜交育種的手段盡可能地將多個品種的優良性狀集中到一個新的雜種材料裡，這樣可以更好地培育出新的綜合性狀優良的品種。

正是因為基改種子往往會經過雜交育種這一步，「不能留種」在一些不明就裡的人眼中成了種子是基改的「罪證」。現在我們可以知道，能否留種和是否基改之間是不能畫等號的，要想確定一種作物是否是基改品種，最好的辦法還是拿到專業檢測機構進行分子檢測，用能否留種或者外界流傳的各種觀察外觀等方法都是不可靠的。

還有一種看起來很有道理的將不能留種與基改聯繫起來的說法，是關於「終結者基因」的。這是由美國農業部和岱字棉公司開發的一種基因，含有這種基因的種子長成的植物仍然會結種，但是新一代種子將無法發芽。這種技術非常具有爭議性，正是由於爭議很大，目前還沒有人將這項技術應用於生產實踐，因此拿這個說法來指責基改種子不能留種同樣是不可靠的。

從技術上來說，基改種子留種是完全可能的，因為基改技術導入的新性狀屬於顯性性狀，耗時耗力地對雜種的後代進行選擇也可能獲得符合要求的種子。但是一旦種子同時也利用了雜種優勢，從保持高產的角度來說，留種就不現實，因為後代會性狀分離。沒有利用雜種優勢的種子，由於研發基改種子往往投入了大量的財力人力，在美國加拿大等大量種植基改作物的國家，種子公司會要求農民購買種子時簽訂協定不要留種，這樣做，看起來是逼迫農民不得不持續向種子公司購買新種子，但實際上，這是保護智慧財產權的重要措施，也是促進種子研發行業不斷開發新品種的動力。

如果種子行業有足夠的競爭，讓種子的價格不會過於昂貴，每年購買種子並不是對農民的剝削，而是免除了農民每年留種的負擔，且可以每年獲得優質高質的種子。相反，不給種子行業創造一個良好的競爭環境，不支持制種行業的發展，放著已有的技術不用，強迫農民年復一年留用低產的種子，才是對農民的剝削。

A

謠言粉碎。

不能留種的種子都是基改種子，而是利用了雜交優勢的種子不適合留種。基改種子的判斷要依靠分子檢測等科學的辦法，無法通過簡單觀察就能做到。雜交育種在農業生產上不僅極大提高了糧食產量，還促進了整個種子行業的發展。基改育種在備受爭議的同時則在不斷為全世界農民提供各種各樣的實惠。當遇到關於此類問題言之鑿鑿的「定罪言論」時，不妨擦亮你的雙眼，用一些基本的生物學知識考察一下其中是否有詐。

參|考|資|料

[1] 孫其信主編，作物育種學，高等教育出版社，2011。

[2] Hikmet BUDAK, KSU J. Understanding of Heterosis. Science and Engineering, 2002.

[3] 袁隆平，中國的雜交水稻，雜交水稻，1986。

[4] 中國農業科學院棉花研究所網站：中棉所，51。

[5] 維基百科：終結者基因。

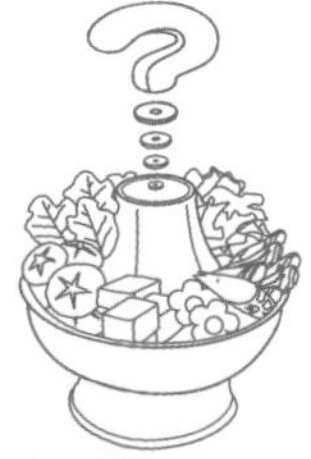

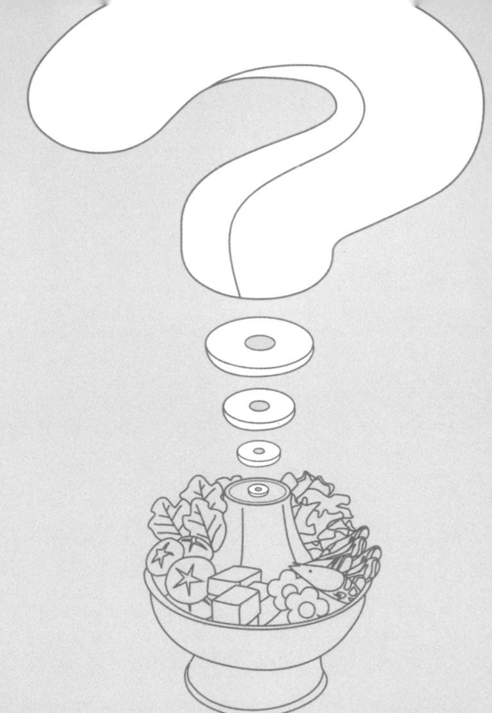

謠言粉碎Combo！以形補形太牽強

◎阮光鋒

Gossip 1 胡蘿蔔v.s眼睛

● 切開的胡蘿蔔就像人的眼睛，有瞳孔、虹膜，以及放射的線條。科學研究表明，大量胡蘿蔔素能促進人體血液流向眼部，保護視力，讓眼睛更明亮。

吃胡蘿蔔的確對眼睛有益，因為胡蘿蔔中富含β-胡蘿蔔素，關於其作用詳見本書中《胡蘿蔔吃多了會維生素A中毒嗎？》一文。富含β-胡蘿蔔素的食物也不是只有胡蘿蔔，南瓜、紅薯和深綠色葉菜（空心菜、菠菜、西蘭花等）都是不錯的β-胡蘿蔔素來源，而它們並沒有長得像眼睛。

Gossip 2 核桃v.s大腦

● 核桃就像一個微型的腦子，有左半腦、右半腦、上部大腦和下部大腦，甚至其褶皺或折疊都像大腦皮層。目前人類已經知道，核桃含有36種以上的神經傳遞素，可以幫助開發腦功能。

核桃是一種堅果，其中的Ω-3脂肪酸含量豐富，100克核桃中Ω-3脂肪酸的含量可高達9克[1]，對大腦健康很有好處，也有動物研究發現，吃核桃能改善老鼠的記憶力和學習能力[2]。但單獨把核桃作為補腦的食物並不科學，富含Ω-3脂肪酸是很多堅果的特徵，巴旦木、杏仁、榛子、腰果都有。另外神經遞質在很多動植物體內都存在，但是要保存神經遞質需要特定的溫度和濕度，即使在食物中得以保存也並不意味著可以通過口服吸收，所以說「核桃含神經傳遞素可以幫助開發腦功能」實在無厘頭。

Gossip 3 番茄v.s心臟

● 番茄有四個腔室，並且是紅色的，這與我們的心臟一樣。實驗證實，番茄包含番茄紅素，高膽固醇患者要想降低心臟病和中風危險，不妨多吃點。

首先，「番茄有四個腔室」的說法完全是不對的（番茄子房有兩到三室）。不過的確有些流行病學調查發現，多吃番茄有利於降低心臟病和中風的風險。

但高膽固醇血症並不只是因為飲食引起的，更多和代謝有關，如果醫生建議用藥控制，還是不要只依靠飲食來控制膽固醇。

Gossip 4 薑v.s胃

● 薑的辣素刺激膽汁生產，從而加速脂肪的消化。此外，薑中所含的酶能讓蛋白質變碎小，使油膩食物易於消化掉。

有研究發現，薑的確促進胃的排空，幫助消化[3]，動物實驗也發現，薑能促進膽汁酸分泌，幫助老鼠消化脂肪[4]。但薑通常只是當調料使用，做菜時用一點還是不錯的，大量食用薑可能會增加凝血難度，對一些跟凝血有關的藥物會有干擾，所以也不建議吃得太多。

Gossip 5 甘薯v.s胰腺

● 甘薯看起來像胰腺，事實上，它確實能平衡糖尿病患者的血糖指數。

首先需要強調的是，糖尿病患者需要堅持服藥，合理的膳食可以幫助更好地控制血糖但無法代替藥物的作用。甘薯膳食纖維豐富，對平衡糖尿病患者的血糖有一定作用[5]，在動物實驗中，也的確發現甘薯對於降低老鼠的血糖有一定幫助[6]。不過，甘薯能量較高，如果吃，要減少其他主食的攝入；烹調方法也會對甘薯的血糖指數產生影響，如煮甘薯的血糖指數高達76.7[7]，屬於高血糖指數食物，糖尿病人也不要多吃。

Gossip 6 蛤蜊v.s睪丸

● 蛤蜊等魚蟹類所含豐富的核酸，是製造遺傳因數與精子時不可缺少的物質。

關於核酸的說法不可靠。核酸是由許多核苷酸聚合成的生物大分子化合物，為生命的最基本物質之一，可分為核糖核酸（RNA）和去氧核糖核酸（DNA）。事實上，核酸存在於所有動植物細胞、微生物、生物體內。不過，蛤蜊和大多數水產一樣，都是富含鋅的食物，鋅對於性腺健康有重要作用，缺鋅會引起兒童生長發育遲滯，造成身材矮小、男性發育障礙。如果不愛吃水產，其他動物食品和堅果也都是鋅的良好來源。

Gossip 7 芹菜v.s骨骼

● 芹菜等很多根莖類蔬菜看起來就像人的骨頭，而它們確實能強化骨質。人骨頭中含有23%的鈉，而這些食物也含有23%的鈉。

100克芹菜杆中鈣含量有80毫克[7]，含鈣量在蔬菜中還比較高。不過，植物食物中鈣的吸收率低，對骨骼作用並不大。而關於鈉就完全說錯了。人體骨骼是由無機材料和有機材料組成的複合材料，其中有機成分主要為膠原，占骨骼總重量的30%，骨骼的無機部分占人體骨骼總重量的70%，鈉的含量只有1%左右[8]。可見，骨骼中的鈉含量並沒有高達23%，相反，過高的鈉攝入反而不利於骨骼健康，有研究發現，鈉攝入量增加會加重體內鈣的流失，反而不利於骨骼健康[9]。芹菜本身鈉含量就較高，會增加膳食中鈉的攝入，做芹菜時要注意少放鹽。

Gossip 8 葡萄柚v.s乳房

● 柑橘類水果長得像乳腺，橘子的抗氧化劑含量是所有水果中最高的，含170多種不同的植物化學成分。食用時橘絡不要扔掉，可緩解乳腺增生症狀。

蔬菜水果中都含有很多抗氧化劑，很多水果都常被冠以「抗氧化劑最高」的頭銜。但一般人其實完全不必去糾結哪種水果的抗氧劑含量最高，因為雖然理論上和動物實驗中抗氧化劑對人體有益，但是目前沒有證據能夠證明服用抗氧化劑對人體有益。至於如何緩解和預防乳腺增生？緩解壓力，吃高纖維低脂肪的食物，多運動，如果可能，30歲之前完成生育才是更有效的預防方法。

Gossip 9 鱷梨v.s子宮

● 鱷梨長得很像子宮，能夠保護女性的子宮和子宮頸健康。研究表明，女性每星期吃一個鱷梨，就能平衡雌激素，減掉分娩產生的多餘體重，防止宮頸癌。奇妙的是，鱷梨從開花到成熟的生長期，也恰恰是九個月。

這條是胡拼亂湊之大全。首先並沒有任何研究發現鱷梨能幫助預防子宮癌或宮頸癌。另外鱷梨開花到結果也並非是九個月。墨西哥產的鱷梨開花到結果用時六到八個月，瓜地馬拉的鱷梨開花到結果用時12至18個月。沒有任何一種單一的食物可以被稱為抗癌食物。

Gossip 10 紅酒v.s血液

● 紅酒可以促進血液循環。

真正能改善血液循環的方法只有運動，酒精只能暫時地讓體表血管擴張，讓人產生暖意。而且紅酒始終還是酒，不宜多喝，過量酒精造成的危害可能更大。

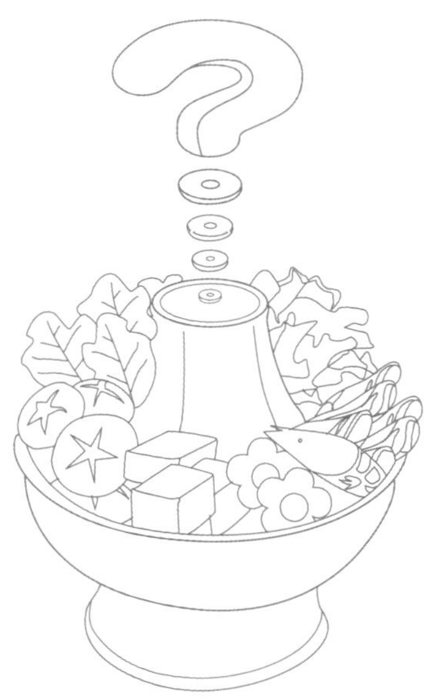

作者名錄

ZC / 食品安全專業
山要 / 現在北卡州立大學從事作物抗病研究
DRY / 漁業研究人員，動物學博士
青蛙隕石 / 環境地理學博士，環境污染領域科研人員
少個螺絲 / 乳品專業博士
簫汲 / 神經胃腸病學博士生
drfanfan / 食品安全博士
叫我石榴姐 / 從事生物醫學教育行業
阮光鋒 / 科信食品與營養資訊交流中心副主編，從事食品安全資訊交流工作
饅頭家的花卷 / 前生化試劑行業從業者，現為一名技術圖書譯者
風飛雪 / 植物分子生物學博士生
花落成蝕 / 動物學專業
全春天 / 口腔醫師，在職博士生
趙承淵 / 醫學博士，外科醫生
綿羊c / 細胞生物學碩士，現從事醫藥研發
Sheldon / 理論物理學博士
暗號 / 畜牧學碩士
夏天的陳小舒 / 公共衛生博士，從事兒童營養與健康研究
顧有容 / 植物學博士
範志紅 / 中國營養學會理事，食品科學博士
冷月如霜 / 植物細胞生物學博士生
S.西爾維希耶 / 微生物學博士
qiuwenjie / 食品科學與工程專業，現為糧油行業從業人士
CFSA_鐘凱 / 食品安全博士，副研究員
連博連博 / 作物遺傳育種碩士生
Birnyzhang / 預防獸醫學碩士
C. CristataX / 生物學專業
擬南芥 / 生物科學作者

工作人員名錄

陳旻、李飄、宮玨、耿志濤、袁新婷
謝默超、龔迪陽、支倩、曹醒春

國家圖書館出版品預行編目（CIP）資料

謠言粉碎機：禍從口入，餐桌上的明白人 / 果殼網著.
-- 初版. -- 臺北市 :九韵文化；信實文化行銷, 2016.08
面； 公分. -- (What's Look)
ISBN 978-986-93127-6-9(平裝)

1.健康飲食 2.問題集

411.3022 105009783

What's Look

謠言粉碎機：禍從口入，餐桌上的明白人

作　　者：果殼網 Guokr.com
封面設計：黃聖文
總 編 輯：許汝紘
美術編輯：楊佳霖
編　　輯：黃淑芬
發　　行：許麗雪
執行企劃：劉文賢
總　　監：黃可家
出　　版：信實文化行銷有限公司
地　　址：台北市松山區南京東路5段64號8樓之1
電　　話：（02）2749-1282
傳　　真：（02）3393-0564
網　　址：www.cultuspeak.com
信　　箱：service@cultuspeak.com
劃撥帳號：50040687 信實文化行銷有限公司

印　　刷：上海印刷廠股份有限公司

總 經 銷：聯合發行股份有限公司
地　　址：新北市新店區寶橋路235巷6弄6號2樓
電　　話：（02）2917-8022

香港總經銷：聯合出版有限公司
地　　址：香港北角英皇道75-83號聯合出版大廈26樓
電　　話：（852）2503-2111

本書原出版者為：清華大學出版社。中文簡體原書名為：《谣言粉碎机：餐桌上的明白人》版權代理：中圖公司版權部。本書由中信出版集團股份有限公司授權信實文化行銷有限公司在臺灣地區獨家發行。

2016 年 8 月 初版
定價：新台幣350元

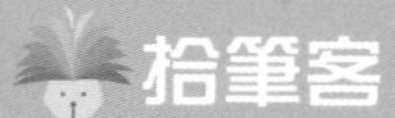
拾筆客

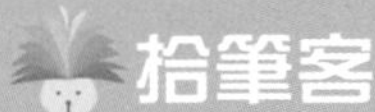